化验单

一看就懂

专业医生教你看懂 125 个健康关键密码

韩志陆　陈威廷　杨仲棋　郑正忠　林耕民　编著

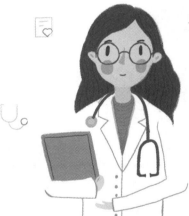

北京协和医院
周娜 审定

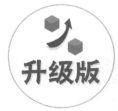
升级版

化学工业出版社
·北京·

原繁体版书名：檢查值小百科——專業醫生教你看懂125個健康關鍵密碼，

作者：韩志陆　陈威廷　杨仲棋　郑正忠　林耕民

ISBN 978-986-120-309-6

中文简体字版©2019化学工业出版社有限公司发行

本书经城邦文化事业股份有限公司脸谱出版事业部授权，同意经由化学工业出版社有限公司，出版中文简体字版本。非经书面同意，不得以任何形式任意重制、转载。

北京市版权局著作权合同登记号：01-2012-7706

图书在版编目（CIP）数据

化验单一看就懂：专业医生教你看懂125个健康关键密码：升级版 / 韩志陆等编著 .—北京：化学工业出版社，2019.8（2025.1重印）

ISBN 978-7-122-34380-2

Ⅰ．①化…　Ⅱ．①韩…　Ⅲ．①实验室诊断－基本知识　Ⅳ．①R446

中国版本图书馆CIP数据核字（2019）第080983号

责任编辑：赵玉欣　王新辉　　　　　　　装帧设计：尹琳琳
责任校对：王　静

出版发行：化学工业出版社（北京市东城区青年湖南街13号　邮政编码100011）
印　　装：大厂回族自治县聚鑫印刷有限责任公司
880mm×1230mm　1/32　印张9¼　字数170千字
2025年1月北京第2版第7次印刷

购书咨询：010-64518888　　　　　　售后服务：010-64518899
网　　址：http://www.cip.com.cn
凡购买本书，如有缺损质量问题，本社销售中心负责调换。

定　　价：39.80元

推荐序

医师面对一位患者，对于疾病的诊断，可分为三个重要的步骤。

1. **病史采集**　现在的症状、过往的家族病史，个人的饮食、生活、职业等有关的因素，以及其可能存在的慢性疾病危险因子。

2. **查体**　对于一位初诊的患者，医师往往要为他细心地做全身检查，以发现或证明病历或疾病引发的异常变化。

3. **实验室诊断**　在临床上，实验室诊断可以大致分为常规检查和特殊检查。本书所述不仅包括一般性的常规检查，如血液、尿液及粪便等，其他特殊检查如冠状动脉造影、心脏超声、核医学及肿瘤标志物等检查也在本书范围内。

实验室诊断的重要性在于：

1. 根据病史及查体结果，医师对病因有了一定的线索，这些线索可由实验室检查确诊或佐证。

2. 实验室诊断对于评估疾病的预后、病情的发展、药物的疗效、不良的反应或严重不良反应等，也有极重要的价值。

3. 有些特殊疾病，患者早期症状并不明显或查体不易被发现，可通过实验室检查做初步的判定，如粪便隐血对大肠癌诊断、白细胞异常对白血病诊断、蛋白尿对肾炎诊断等。

没有医学专业背景的普通患者，很难了解实验室诊断所代表的意义和重要性。本书以浅显易懂的语言，辅以直观明了的表格将实验室检查和养护重点为患者讲明白，不仅如此，本书还对增进医患沟通与理解大有帮助。

　　本书由台北荣总医院内科资深主治医师韩志陆博士等撰写，内容简明扼要，深入浅出，易于参考查阅，不仅适合医生、护士及检验人员，亦可供患者及其家属查阅参考。

姜必宁

前　言

在与患者及家属解释病情时经常发现，医务人员常使用的术语，就算简化后耐心解说，患者及其家属听了仍是满头雾水，更严重的是，不良的沟通甚至导致误解。因此对于求医者或关心自己健康的人，手边确实应该有这样一本书，以协助自己了解医院的检查。

本书是让大家了解现行医疗检查项目的入门参考书。目的是让读者在遇到不明白的检查项目时，可以立即翻阅找答案；有了初步的知识与了解之后，会有助于读者与医护人员的沟通，并有利于医疗行为的执行。

不过提醒大家，在面对异常的检查结果，应及时与医务人员沟通，拟订进一步的诊断计划，以免延误病情。

编著者

如何使用本书

◎本书的每一项检查皆依照检查项目、检查目的、异常情况、观察重点、养护重点逐次说明。

【检查项目】
针对各项检查项目的医学相关知识，以浅显的文字说明让读者对检查项目有初步的认识与了解。

【检查目的】
说明开具该项检查的临床目的。

【观察重点】
针对可能需要特别注意的异常情况，简要列出观察的重点，如血压、脉搏、意识状况等。

白细胞计数
White Blood Cell Count

白细胞计数的方式是直接抽取患者的血液，以细胞计算盘或仪器，直接测量白细胞在细胞中的数量，它的单位通常以"白细胞数/升"表示。

在疾病的诊断部分，由于白细胞是由骨髓中的干细胞分裂分化产生，因此当有不正常的增生时（如白血病），测量外周血液中的白细胞数可以辅助早期诊断。至于治疗效果追踪方面，骨髓干细胞会因药物、疾病、病毒、放射线治疗和抗癌化学疗法减少或受抑制，导致外周血液的白细胞数量减少，因此白细胞计数可以直接反映出治疗效果或合并症。

■ **检查目的：**白细胞是人体细胞免疫系统的重要成员，当机体受到感染或异物侵入时，白细胞会被动员，血液中的白细胞数量会升高，因此白细胞计数可用于疾病的诊断和治疗效果的追踪。

观察重点

日常生活中必须注意有无感染（如身体发冷或发热）或者不正常出血的现象（因为骨髓疾病同时影响血小板生成）。也要观察是否会对光敏感或关节肿痛。由于药物对白细胞数量的影响颇大，如果因为其他疾病而服药，要多注意药物是否对骨髓有抑制作用。

◎**注意：**由于每家医院或诊所的仪器或试剂不同，对于正常值的标准范围会有些许出入，务必以个别医疗院所的检查标准值做变通。

❗ 异常情况

正常参考值：（4.0 ~ 10.0）×10⁹/L

	可能的原因
高于 10.0×10⁹/L	＊白血病或有类白血病反应 ＊身体因外伤或其他因素有细菌感染 ＊妊娠 ＊烧烫伤 ＊压力 ＊身体炎症如过敏、类风湿关节炎、牙根炎、盲肠炎等
低于 4.0×10⁹/L	＊病毒感染导致的疾病，如流感、麻疹等 ＊骨髓造血功能异常 ＊抗癌化学疗法或放射线治疗同时会杀死正常白细胞，导致其数量减少 ＊药物影响（解热镇痛药如阿司匹林或消炎药、抗甲状腺药、抗结核药、抗糖尿病药等药物会抑制骨髓生成白细胞） ＊免疫抑制药（治疗自体免疫疾病和预防器官移植后排斥） ＊肝硬化或脾脏疾病影响

➕ 养护重点

· 白细胞过低时，身体抵抗力下降，容易感染，必须注意个人卫生和营养补充。多摄取高蛋白食物，如动物内脏、肉蛋奶类等。

· 各类维生素可促进细胞生长发育，有助于白细胞分化和增殖，因此也要多食谷类和蔬果。

· 建议定时接受流行性感冒疫苗、肺炎疫苗注射；出入公共场所戴口罩，并避免前往人多的地方。

· 要特别注意的是，不可轻视发热，应及时就医。

【异常情况】
以表格或条列方式列出检查值超出正常值或标准范围时，可能造成结果异常的疾病或状况。

【养护重点】
针对检查异常的相关疾病，提供日常养护时应注意或加强的事项。

7

目 录

6 内分泌系统检查 (Endocrine System) ……169

7 肿瘤检查 (Tumor) ································· 213

8 功能性检查 (Physiological Function) ······243

9 感染疾病检查和其他 (Infectious Disease & Other) ···257

1

常规检查
(Routine)

红细胞计数/血细胞比容/血红蛋白浓度

Red Blood Cell Count/Hematocrit/Hemoglobin

红细胞是由骨髓产生释放到外周血液，经过120天的生命周期，老化的红细胞会经由脾脏破坏，如果在红细胞的生成到经由脾脏破坏的过程发生异常造成贫血，即可由下列三项数值确立诊断。

1.红细胞计数：直接测定单位体积血液中红细胞的数量，通常以每升血液中红细胞数量表示。

2.血细胞比容：是指全血中血细胞所占的体积比例，通常以百分比（%）表示。

3.血红蛋白浓度：单位体积（L）全血中所含的血红蛋白量（g）。

此三项数值可以衍生出"平均红细胞体积"（MCV）、"平均红细胞血红蛋白浓度"（MCHC）、"平均红细胞血红蛋白量"（MCH）。

■ **检查目的**：可以帮助贫血的诊断。

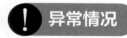 **异常情况**

正常值：

	血红蛋白浓度	血细胞比容	红细胞计数
成年男性	$130 \sim 180$g/L	$35\% \sim 50\%$	$(4.0 \sim 5.5) \times 10^{12}$/L
成年女性	$120 \sim 160$g/L	$35\% \sim 47\%$	$(3.5 \sim 5.0) \times 10^{12}$/L

当"血红蛋白浓度""血细胞比容"与"红细胞计数"出现异常时，即代表人体血液系统出现问题。导致红细胞数量异常的原因如下。

异常种类	可能的原因
红细胞增加	*吸烟 *先天性心脏病 *肺心病、肺纤维化 *脱水 *肾细胞癌 *缺氧（高原） *真性红细胞增多症 *药物（庆大霉素、甲基多巴）
红细胞减少	*营养不良、营养缺乏（铁、铜、叶酸、维生素B_6、维生素B_{12}）、失血 *由于中毒、放射线照射或肿瘤所导致的骨髓异常，失去造血功能 *慢性肾衰竭 *溶血、血友病
红细胞减少	*妊娠 *药物（氯霉素等）

人会贫血，原因有三：

1.红细胞数量减少，但每个红细胞的血红蛋白浓度仍正常；

2.每个红细胞的血红蛋白数量减少；

3.上述两种情况皆有。

因此，就红细胞减少的患者，又可依据 MCV 将贫血分为如下三类。

	可能的原因
小型红细胞 （MCV＜80fl）	* 缺铁性贫血 * 地中海贫血（珠蛋白生成障碍性贫血） * 铁粒幼细胞贫血（先天性及铅中毒等所致继发性铁粒幼细胞贫血）
正常红细胞 （80fl＜MCV＜100fl）	* 急性出血 * 慢性肾衰竭 * 慢性疾病 * 再生不良性贫血 * 溶血性贫血
大型红细胞 （MCV＞100fl）	* 恶性贫血（维生素B_{12}及叶酸吸收不良） * 胃切除手术后 * 甲状腺功能减退症 * 酒精中毒 * 药物（如甲氨蝶呤、齐多夫定）

注：血液涂片经特殊染色后，可直接评估红细胞形态、大小及胞质内成分。

 观察重点

一般日常活动是否容易引起疲劳、呼吸急促等症状。慢性贫血常无症状，但许多患者在蹲下后站立时会头晕。如果是营养不良导致的贫血，可能会头晕眼花、头发干枯脱落等，同时因为贫血时身体要代偿血红蛋白的不足，导致心跳会加快。要知道身体是否有出血，可观察粪便颜色，是否有血便或黑便。

✚ 养护重点

· 机体在制造红细胞时，需要一些营养成分参与，如氨基酸、脂质及碳水化合物，因此饮食要均衡。

· 铁和叶酸、维生素B_{12}是造血主要原料，一定要适量补充。胃切除手术及部分胃切除手术者，维生素B_{12}和叶酸吸收不足，更需通过肌内注射补充。

· 动物性食物中，肉类、蛋黄、肝脏及贝类等含有丰富的铁和优质蛋白，其所含血红蛋白铁，吸收率远远高于植物性食物中的非血红蛋白铁。植物性食物中所含的草酸、植酸、磷酸及大量膳食纤维等也会影响铁的吸收。因此，尽管黑木耳、菠菜的含铁量高，却不如瘦肉和肝脏中的铁容易吸收。所以素食者更需要补充铁和维生素B_{12}。

· 维生素C可促进铁吸收，所以每天应多食新鲜蔬果。叶酸在叶菜类、酵母菌、肝脏中的含量较多；维生素B_{12}的食物来源则主要是动物内脏、肉类、奶蛋食品。维生素B_{12}和叶酸一起摄取效果最好，但大量服用叶酸会降低血液中维生素B_{12}的浓度，使恶性贫血症状不易被发现，应特别注意。

白细胞计数
White Blood Cell Count

　　白细胞计数的方式是直接抽取患者的血液，以细胞计算盘或仪器，直接测量白细胞在细胞中的数量，它的单位通常以"白细胞数/升"表示。

　　在疾病的诊断部分，由于白细胞是由骨髓中的干细胞分裂分化产生，因此当有不正常的增生时（如白血病），测量外周血液中的白细胞数可以辅助早期诊断。至于治疗效果追踪方面，骨髓干细胞会因药物、疾病、病毒、放射线治疗和抗癌化学疗法减少或受抑制，导致外周血液的白细胞数量减少，因此白细胞计数可以直接反映出治疗效果或合并症。

■ **检查目的：**白细胞是人体细胞免疫系统的重要成员，当机体受到感染或异物侵入时，白细胞会被动员，血液中的白细胞数量会升高，因此白细胞计数可用于疾病的诊断和治疗效果的追踪。

 观察重点

　　日常生活中必须注意有无感染（如身体发冷或发热）或者不正常出血的现象（因为骨髓疾病同时影响血小板生成）。也要观察是否会对光敏感或关节肿痛。由于药物对白细胞数量的影响颇大，如果因为其他疾病而服药，要多注意药物是否对骨髓有抑制作用。

❗ 异常情况

正常参考值：（4.0 ~ 10.0）×10⁹/L

	可能的原因
高于 10.0×10⁹/L	＊白血病或有类白血病反应 ＊身体因外伤或其他因素有细菌感染 ＊妊娠 ＊烧烫伤 ＊压力 ＊身体炎症如过敏、类风湿关节炎、牙根炎、盲肠炎等
低于 4.0×10⁹/L	＊病毒感染导致的疾病，如流感、麻疹等 ＊骨髓造血功能异常 ＊抗癌化学疗法或放射线治疗同时会杀死正常白细胞，导致其数量减少 ＊药物影响（解热镇痛药如阿司匹林或消炎药、抗甲状腺药、抗结核药、抗糖尿病药等药物会抑制骨髓生成白细胞） ＊免疫抑制药（治疗自体免疫疾病和预防器官移植后排斥） ＊肝硬化或脾脏疾病影响

➕ 养护重点

•白细胞过低时，身体抵抗力下降，容易感染，必须注意个人卫生和营养补充。多摄取高蛋白食物，如动物内脏、肉蛋奶类等。

•各类维生素可促进细胞生长发育，有助于白细胞分化和增殖，因此也要多食谷类和蔬果。

•建议定时接受流行性感冒疫苗、肺炎疫苗注射；出入公共场所戴口罩，并避免前往人多的地方。

•要特别注意的是，不可轻视发热，应及时就医。

白细胞分类计数
White Blood Cell Differential Count : WBC DC

白细胞可分为多形细胞、单核细胞和淋巴细胞。其中，"多形细胞"又依据其细胞质的染色分为中性粒细胞、嗜碱性粒细胞和嗜酸性粒细胞。不同种类白细胞比例的改变，有助于疾病病因的诊断。

■ **检查目的：**除了解白细胞比例改变之外，血液涂片经特殊染色后，可以用来观察白细胞的形态，如果辅以免疫细胞染色，可用来诊断血液肿瘤。

 观察重点

人体白细胞数量增加有两种原因：有害细菌侵入；骨髓因白血病异常增生。因此，要观察有无发热，或者有无疑似感染的症状（如皮肤或关节红肿热痛、尿频、腹痛、吸气时胸痛、咳嗽等）。另外，有无不正常出血也是观察重点。

+ 养护重点

要避免细菌侵入造成感染，因此要注意个人卫生，最好是勤洗手、戴口罩、定时注射疫苗。如果已经发热就要适度补充水分；由于感染会消耗身体能量，因此必须补充足够的热量和营养，必要时还可以请医师给予静脉营养补充。

！异常情况

正常值（成人）：

中性粒细胞	50% ～ 70%
嗜酸性粒细胞	0.5% ～ 5%
嗜碱性粒细胞	0 ～ 1%
单核细胞	3% ～ 8%
淋巴细胞	20% ～ 40%

"中性粒细胞"是人体中最常见的粒细胞，也是对抗感染的第一线细胞，当中性粒细胞增加，即代表有感染或重大损伤。早期感染时，骨髓会释放出"较不成熟的中性粒细胞"（杆状核粒细胞），可在外周血液涂片中看到。

此外，骨髓性白血病的患者，其中性粒细胞也会增加。除"中性粒细胞"之外，其他白细胞异常情况说明如下。

白细胞的种类与功能	数量增加的情况	数量减少的情况
嗜酸性粒细胞： 主要在过敏反应和对抗寄生虫时担任防御任务	＊过敏反应 ＊寄生虫感染 ＊慢性皮肤炎症 ＊血液疾病或癌症	＊压力 ＊使用类固醇药物 ＊急性或慢性感染 ＊任何会抑制骨髓造血功能的因素
嗜碱性粒细胞： 此种细胞产生和贮存组胺，可吞噬、消化细菌或异物，也参与过敏反应	＊某些癌症或骨髓增殖性疾病 ＊过敏反应或器官移植排斥反应 ＊某些感染或重金属中毒 ＊放射线	＊压力 ＊过敏反应 ＊甲状腺功能亢进症 ＊长期使用类固醇药物
单核细胞： 此种细胞可吞噬及消化异物，在组织中称为巨噬细胞	＊急性感染恢复期 ＊病毒感染 ＊寄生虫感染 ＊结缔组织疾病（自身免疫）、癌症	＊人类免疫缺陷病毒（HIV） ＊类风湿关节炎 ＊使用类固醇药物 ＊癌症
淋巴细胞： 主要参与机体对感染或免疫的反应	＊病毒感染、细菌感染 ＊淋巴性白血病 ＊毒性弥漫性甲状腺肿（Graves's Disease），自身免疫疾病，会造成甲状腺肿大和功能亢进	＊使用类固醇药物 ＊癌症 ＊免疫不全 ＊肾衰竭 ＊系统性红斑狼疮

网织红细胞计数
Reticulocyte Count

网织红细胞是尚未完全成熟的红细胞，其细胞质通过特殊染色后会呈现网状结构，故称"网织红细胞"。正常健康人的血液循环中，网织红细胞计数仅占全部红细胞的1%（0.5% ~ 1.5%）。

■ **检查目的：** 网织红细胞计数可用于评估贫血患者的骨髓红细胞制造功能。举例来说，当急性胃出血引起贫血时，患者骨髓中红细胞的分裂和分化会增加，就会释放较多网织红细胞到外周血液中。

 观察重点

网织红细胞计数也是评估贫血治疗效果的指标，所以平时可以多注意贫血相关症状，如头晕、容易倦怠、活动时气促等，血压及脉搏情况也要注意。

另外，失血时尿量会减少、颜色变深，因此平时也要多注意尿量及其颜色。

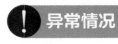 **异常情况**

正常参考值：0.5% ~ 1.5%

	可能的原因
网织红细胞 计数＞1.5%	＊外伤、胃肠道等大量出血时，骨髓就积极制造红细胞补充 ＊溶血性贫血时，骨髓发挥补偿作用所致 ＊缺铁性贫血补充铁剂后
网织红细胞计数 ＜0.5%	＊癌症化学疗法 ＊再生障碍性贫血、严重肾脏病时，骨髓制造红细胞的能力明显不足，网织红细胞比例就下降 ＊骨髓恶性肿瘤也会导致骨髓制造红细胞的功能失常 ＊铁或维生素不足所引发的贫血 ＊慢性疾病

✚ 养护重点

　　与贫血的养护重点大同小异，主要是注意饮食及适时适量补充铁剂和维生素。

血小板计数
Blood Platelet Count

　　血小板是由骨髓中的巨核细胞分化而成，释放于外周血液，其生命周期为7 ~ 10天，主要功能是在出血时活化凝血途径形成血栓以减少出血。血小板中富含生长因子，为伤口愈合所必需。

■ **检查目的：**由于血小板是形成血栓所必需的细胞，数量过多时容易产生血栓导致动脉堵塞，过少时甚至会引起自发性颅内出血，因此"血小板计数"被列为常规检查，特别是被列为准备接受外科手术患者的必查项目。

观察重点

　　• 血小板具有凝血和加速止血的功能，所以如果受伤后不易止血，或者儿童没有受到明显外力就皮下瘀青，出现出血点或瘀斑，甚至血肿，就要注意是否患有血小板相关疾病。

　　• 肝、脾功能影响血小板数量，如果是肝炎病毒携带者或曾经切除脾脏、服用药物、暴露于放射线中，都要多加注意。

养护重点

　　• 血小板过少者一定要预防出血，例如，不能任意吃药，要使用软毛牙刷清洁口腔、避免用力碰触牙龈、擤鼻涕、刮痧按摩等，以免造成血管破裂。当然也要避免外伤，尤其是头部外伤。

·血小板过多者，除了治疗外，一定要改变生活习惯、戒烟、适度运动，并留意血压、血脂、血糖的控制，以减少患脑卒中及心血管疾病的危险，提升药物治疗的效果。如有胸痛或肢体麻痹无力就应及时就医。

！异常情况

正常参考值：（100 ~ 300）×10^9/L

	可能的原因
血小板过少	*特发性血小板减少性紫癜（免疫反应破坏血小板）、血栓性血小板减少性紫癜、药物引起的血小板缺乏（如水蛭素）、新生儿同族免疫性血小板过低症等 *再生障碍性贫血 *戈谢病（Gaucher disease，罕见多糖代谢疾病） *输血反应 *肝功能亢进症、肝硬化合并脾肿大 *化学疗法或放射线疗法杀死癌细胞的同时也杀死血小板 *溶血尿毒症综合征 *登革热
血小板过多	*正常形态性血小板增多症 *骨髓增生异常 *真性红细胞增多症 *慢性髓性白血病 *炎症或感染 *组织受损或脾切除术后

尿液颜色
Urine Color

尿液颜色是尿液常规检查中的一项，通常是由负责收集尿液的护理人员、临床医师或检查人员直接目测。

■ **检查目的：** 肾脏依人体的需求，将血液中代谢后的废物及多余水分经肾小球滤过后，由尿液排出体外，如此可让人体内的酸碱和水分等维持恒定状态。一旦肾脏或体内的代谢出现问题，通过尿液常规检查可及时反映异常状况，而尿液颜色是最初步的检查。

！异常情况

正常尿液的颜色，来自于经胆红素代谢后形成的尿色素，尿液颜色会受所摄取食物或药物影响，色泽深浅则决定于摄取水分的多少。如果饮水充足，尿液会被稀释，颜色较淡甚至清澈。当摄取水分不足时，尿液会较为浓缩，不过此种尿液颜色的改变是暂时性的，因此不必担心。但在下列状况下，尿液颜色的改变提醒你必须注意自己的身体。

颜色	可能的原因
红色或粉红色尿液	**药物及食物** ＊吃入某些食物如甜菜、胡萝卜或黑莓，排泄时会让尿液呈现红色或粉红色，但这种现象多半是暂时的，多喝水就能慢慢复原 ＊某些药物会让尿液呈现红色，如泻药（番泻苷）、精神用药或麻醉用药（丙泊酚）

颜色	可能的原因
红色或粉红色尿液	**血液因素（俗称"血尿"）** ＊剧烈运动 ＊严重的尿路感染、肾炎、肾结核、肾结石或尿道结石，也容易出现血尿 ＊泌尿道肿瘤或泌尿系统出血疾病 ＊前列腺增生 ＊肾实质疾病（如肾小球肾炎） ＊出血体质或抗凝血药使用过量 **毒物** ＊慢性铅中毒或汞中毒 ＊溶血性贫血 **紫质症** ＊代谢性紫质症会影响皮肤及神经系统，也会让尿液呈现如红酒般的深紫色 **横纹肌溶解** ＊中暑、肌肉重度挫伤、药物（如降低胆固醇的药物——他汀类药物）造成横纹肌的溶解 ＊剧烈运动
白色尿液	＊多半见于因癌症转移或丝虫病造成的淋巴堵塞，又称为"乳糜尿"
浑浊尿液	＊尿路感染或结石
深褐色或茶色尿液	**食物** ＊食用大量的蚕豆、大黄茎或芦荟，尿液颜色的改变是暂时性的 **药物** ＊抗疟疾用药（氯喹） ＊抗生素（甲硝唑、硝基呋喃妥因） **内科疾病** ＊肝炎或肝硬化 ＊急性肾小球肾炎
橘色尿液	**食物** ＊服用过量B族维生素、维生素C及富含胡萝卜素的食物 **药物** ＊抗肺结核药物（利福平） ＊抗凝血药（华法林）

颜色	可能的原因
橘色尿液	**脱水** ＊当脱水时尿液因过度浓缩呈现橘色或琥珀色
蓝绿色 尿液	**食物** ＊过量食用芦笋会让尿液呈现绿色 **药物** ＊镇痛药（吲哚美辛）、溃疡用药（西咪替丁）、抗抑郁药（阿米替林）中所含的成分会让尿液变色 **内科疾病** ＊家族性高钙血症，又称为"蓝色尿布综合征"（色氨酸吸收异常）

 观察重点

尿液颜色的改变和发热一样，都是机体的警报器，在排除饮食和药物等的影响后，如果观察到颜色有异，就应就医诊治。

留意体重、脉搏、血压、运动状况及意识状态，机体脱水会改变尿液颜色，也要多加留意。

➕ **养护重点**

·尿液是机体的清道夫，尿量多少和每日水分摄入量有关，所以每日应饮用充足水分。

·饮用水量需依据自身状况决定，例如，是否罹患心力衰竭、慢性肾衰竭等，必要时应监测每日体重并向医师咨询。

·尿液颜色改变时，先自我检查每日饮食内容，如在服用特定药物时，应向医师或药师咨询。发现尿液颜色改变时，若未能找到明确（食物或药物）原因，应及时就医，接受进一步检查。

尿比重
Urine Specific Gravity

尿比重是在4℃条件下尿液与同体积纯水的重量比，主要目的是测量尿液中电解质等的浓度。

■ **检查目的：** 可以评估机体水分的平衡和协助肾脏疾病的诊断。

观察重点

尿比重受年龄、饮水量和出汗量等的影响，所以须观察每日尿量及体重。

另外，在检查时，血液电解质浓度（钠、钾、氯）及血糖、血清肌酐、尿素氮、尿液酸碱值及尿蛋白的数值，都是观察重点。

➕ 养护重点

· 要根据运动和饮食的状况，适时适量补充水分及电解质，保证身体的正常需要，如果要出门，也最好是自己准备好水。

· 由于尿比重与肾功能好坏直接相关，如果喝水后症状没有改善，最好进一步检测尿液生化及血液生化，数值异常时，更需进一步检查。

! 异常情况

正常参考值：1.003 ~ 1.030

	可能的原因
尿比重＞1.030	＊发热、腹泻及呕吐等导致的机体脱水 ＊肾上腺功能不全或肾脏疾病 ＊心力衰竭 ＊肝硬化合并腹水 ＊经静脉给予的放射线显影剂 ＊抗利尿激素分泌异常综合征（SIADH） ＊糖尿病患者由于尿中糖量多使尿比重增高
尿比重＜1.003	＊醛固酮分泌过多 ＊尿崩症（中枢型及肾因型）患者因为排尿量大所致 ＊水分摄入过量（无论口服或是静脉注射） ＊肾盂肾炎或慢性肾衰竭，导致远程肾小管功能障碍，无法浓缩尿液

尿蛋白
Urine Protein

肾脏是由肾单元（肾小球及肾小管）所组成，主要功能为排除体内过多的水分、代谢性废物、电解质及氢离子，使体内水分、酸碱度及电解质维持恒定状态。肾单元中的肾小球会执行选择性过滤功能，防止大分子（如蛋白质）经由肾脏流失，因此当肾小球受损时，就会导致蛋白质出现在尿液中。

有持续性蛋白尿时大多是肾脏疾病，除蛋白尿的检查之外，若能再配合抽血检查血中尿素氮（第70页）、肌酐（第72页）及尿酸（第74页）的数值，更能确认肾脏是否出现问题。

■ **检查目的**：尿蛋白增加可能归因于下列三种机制。

1.肾小球功能异常。

2.血液中蛋白质的量增加（溢出性蛋白尿）。

3.近曲小管重吸收异常。

因此，临床检测尿蛋白可以早期发现肾脏疾病，并评估其严重程度。

尿蛋白可直接利用试纸检测。

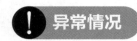

异常情况

正常参考值：20 ～ 80mg/24h

	可能的原因
> 150mg/24h	**暂时性蛋白尿** ＊发烧、剧烈运动、受寒、精神紧张等容易发生尿蛋白，是最常见的一种蛋白尿，通常不需要特别治疗就可自行改善 **站立性蛋白尿** ＊保持平躺姿势时，尿蛋白排出量是正常的，但采取坐姿或站立时，尿蛋白排出量会增加，这种情况通常发生在青少年，只有少数人会持续到30岁后 **持续性蛋白尿** ＊除上述两种蛋白尿外，持续性蛋白尿则常发生于肾实质疾病或是全身性疾病患者中 **肾前性（肾血流量不足）蛋白尿** ＊心脏衰竭和肾静脉血栓影响所致 ＊溶血性贫血所造成的血红蛋白尿 ＊骨骼肌溶解引起的肌蛋白尿 ＊多发性骨髓瘤大量制造球蛋白所致蛋白尿 **肾实质疾病** ＊急性或慢性肾小球肾炎 ＊自身免疫疾病（如系统性红斑狼疮） ＊糖尿病引起的肾脏病变 ＊高尿酸症引起的肾脏病变 ＊重金属中毒 ＊肾病综合征 ＊高血压 ＊子痫及先兆子痫（妊娠毒血症） ＊溶血性尿毒性先兆子痫 ＊埃博拉病毒（Ebola virus）引起的出血性热病 **肾小管性蛋白尿** ＊范可尼综合征（Fanconi syndrome）所致

观察重点

如果已经知道会有蛋白尿症状，就要注意其出现的时间。

蛋白尿是肾病的明显证据，肾脏功能正常与否，从体重、水肿、贫血、血压、体温等情况，可通过观察或检测得知。

感染、肿瘤、血液（女性经血或尿路结石）等会造成假阳性蛋白尿，故必须确定尿液的收集过程无上述情况或污染存在，必要时可重复做多次尿液蛋白检查。

➕ 养护重点

• 发现蛋白尿时，首先排除暂时性及站立性蛋白尿，进一步检查应包括血清肌酐（第72页）、血糖、白蛋白、球蛋白及血压测量，下一步则为收集24h尿液，以评估24h尿蛋白流失量及肾功能。做"腹部超声"和"肾脏－输尿管－膀胱X线造影"，可提前排除泌尿系统肿瘤、结石的可能性，并可测量肾脏大小。

• 如果怀疑不是常见原因，就必须进一步检测自身核酸抗体、炎症指数及补体浓度等，以明确诊断。

• 饮食上必须根据病情限制蛋白质摄入量，优先考虑人体利用率高的动物性蛋白质（如蛋白、瘦肉和牛奶等）。

• 要预防寒冷和疲劳，也要避免过度剧烈的运动。

• 糖尿病及高血压患者则应积极控制血糖及血压。

尿液酸碱值
Urine pH

　　除水分及电解质之外，肾脏的主要功能是维持体内酸碱平衡，以维持正常代谢。其运作方式是通过肾小管重吸收钠离子、排放氢离子和铵盐，使体液酸碱值维持在中性，尿液酸碱值直接使用试纸即可测量。

■ **检查目的：** 可间接了解体内的酸碱状态。

 观察重点

　　尿中常会有一些白色沉淀物，如草酸钙、尿酸、磷酸盐等，这与所摄取的食物种类和尿的酸碱度有关，所以要观察体温及排尿情况，如果新鲜尿液中也有结晶，常是泌尿系统有某种结石的征兆。另外，当前服用的药物成分也会影响尿液酸碱度，需要观察。

✚ **养护重点**

· 日常生活中最好维持均衡饮食。
· 发热异常时，应向医师反映，查证是否有感染。
· 尿液酸碱值异常，直接反映机体系统性疾病，应向专科医师寻求诊治。

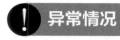

异常情况

正常值：5.0 ~ 7.0

	可能的原因
偏碱性尿 ＞7.0	＊结石或肿瘤等所导致的尿路阻塞 ＊肾小管性酸中毒 ＊代谢性及呼吸性碱中毒 ＊尿路感染 ＊利尿药使用者（用于治疗青光眼的利尿药乙酰唑胺） ＊素食者因摄入蛋白质的量较少，尿液容易呈碱性 ＊呕吐（胃液流失）或鼻胃管减压
偏酸性尿 ＜5.0	＊肺的换气功能降低，导致体内二氧化碳堆积，造成代谢性或呼吸性酸中毒 ＊糖尿病和高尿酸症会并发酮症酸中毒 ＊发热 ＊药物使用（常用来治疗高血压的利尿药噻嗪类利尿药，以及用于化痰止咳的氯化铵） ＊饥饿 ＊腹泻 ＊酒精中毒 ＊饮食常摄入肉类和蔓越莓汁

尿糖
Urine Sugar

血液经肾小球过滤后，血液葡萄糖也会跟着尿液进入肾小管，肾小管以每分钟300 ～ 400mg的速度将葡萄糖重吸收回血液中再利用，但当血液中的葡萄糖浓度太高时，超过肾小管所能负荷的量，多余的葡萄糖就会由尿液中排出，尿液检查即会呈现尿糖阳性。此外，肾小管本身的疾病也会导致葡萄糖重吸收减少，尿液检查亦会呈现尿糖阳性。

■ **检查目的：**血液中主要的糖类为葡萄糖，正常尿液中其含量极少，甚至没什么葡萄糖。利用试纸直接测定尿糖，可间接得知血中葡萄糖浓度与肾脏的功能。

 观察重点

如果有尿多、口渴及体重减轻的现象，就要注意是否有糖尿病的可能。

被诊断为糖尿病的患者，最好多利用试纸或仪器检测，以控制血糖，测量时间要在饭前及饭后2h。尿糖检查如果是阳性，最好再进行糖化血红蛋白（第78页）、尿酮体（第28页）、尿蛋白（第19页）、口服葡萄糖耐量（第77页）等检查。如血清葡萄糖< 10mmol/L，葡萄糖耐量检查正常，无酮症酸中毒，必须考虑肾源性尿糖症，要求助于肾内科医师。

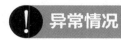 异常情况

正常值（成人）

定性检查：阴性（－）

定量检查：小于2.78mmol/24h（小于500mg/24h）

	可能的原因
异常	**高血糖** ＊糖尿病 ＊类固醇药物、噻嗪类利尿药及静脉注射葡萄糖等药物导致的血糖上升 ＊慢性胰腺炎导致的胰岛素不足与血糖过高 ＊甲状腺功能亢进症、库欣综合征（Cushing syndrome） ＊胃切除手术后，短时间摄取大量糖分；或头部外伤、颅内出血、情绪激动、剧烈运动等，内分泌出现异常，导致暂时性糖尿
	肾源性（肾小管疾病） ＊范科尼综合征（Fanconi syndrome） ＊药物或重金属（铅中毒、汞中毒或变质的四环素） ＊肾小球肾炎 ＊肾小球滤过率增高

➕ 养护重点

　　血糖过高时，大量葡萄糖会造成溶质利尿作用，患者会尿频甚至脱水，除适度补充水分之外，更须积极控制血糖。养成规律的运动习惯，是控制好血糖的第一步。运动加上均衡饮食（但要控制糖分摄取）才能有效控制血糖，肥胖者更需要减重并维持理想体重才行。

补充　一般正常人的尿糖重吸收上限值为8.88～10mmol/L，也就是说，当血清葡萄糖浓度超过8.88～10mmol/L时，尿糖才会呈现阳性，因此尿糖阴性时，仅代表血糖浓度不超过8.88～10mmol/L，但无法排除糖尿病的可能性。

尿胆红素/尿胆素原
Urine Bilirubin / Urine Urobilinogen

尿胆素和尿胆素原（尿胆原）为血红蛋白代谢后产物。当红细胞死亡后，释放血红素蛋白，而血基质（Heme）（血红蛋白的构成成分）经氧化后产生胆绿素，胆绿素经处理转变为胆红素，胆红素本身不溶于水，附着于白蛋白上，再经肝脏处理后转变为"直接胆红素"（水溶性）。"尿胆原"的形成是直接胆红素经由胆汁排入肠道中，经肠道细菌处理而成。

正常状况下，仅少量的直接胆红素和尿胆素原会由肠道中重吸收回到肝脏进入循环，并经肾脏过滤由尿液排出，但当胆红素产量增加（如红细胞溶血），或肝胆异常时，尿中胆红素或胆原会升高。也就是说，正常健康人的尿液排出此两种成分的量极少，遇到代谢量增加或者肝胆疾病时，尿液中含这两种成分的量就会增加。

■ **检查目的：**协助肝胆疾病和溶血性贫血的诊断。而尿胆红素的增高可以快速诊断临床上可疑的黄疸。

 观察重点

黄疸是肝胆疾病所表现的症状，因此可观察皮肤及巩膜（眼白部）是否有黄染现象，如果有的话，进行本检查可迅速有效地筛查。另外，还可观察饱餐后是否有腹胀、发冷发热合并右上腹痛或全身瘙痒等症状，同时也要注意尿液颜色。如果已经有其他疾病正在服药，要注意所服物是否有肝毒性。

! 异常情况

胆红素正常参考值：阴性　尿胆素原正常参考值：0 ～ 5.92μmol

	可能的原因
尿胆红素阳性（间接显示血中直接胆红素升高）	＊肝细胞性黄疸：急性肝炎、肝硬化、药物所引发的肝炎 ＊阻塞性黄疸（肝内或肝外）：肝胆结石、肿瘤（如胰腺癌）、胆道闭锁、胆道炎等所致黄疸现象 ＊先天胆汁排泄异常
尿胆素原升高	＊大量红细胞破坏（溶血性贫血等，血肿） ＊肝脏功能异常（急性或慢性肝炎、肝硬化） ＊药物
尿胆素原阴性或减少合并尿胆红素升高	＊胆道完全阻塞 ＊长期使用广谱抗生素，肠胃道中细菌菌落减少，无法转化直接胆红素为尿胆素原

＋ 养护重点

• 在营养补充方面，蛋白质是最关键的，摄取充足蛋白质一方面利于肝细胞再生，另一方面可避免肝脏退化。五谷杂粮和根茎类可以提供充足的热量，把蛋白质省下来用在细胞组织的再生上。维生素A、B族维生素、维生素C、维生素E除了利于肝脏正常的新陈代谢，也能帮助肝脏的修补，并减轻有害物质对肝脏造成的毒性，所以增加全谷类食品、肝脏、酵母、蔬菜水果的摄取是确保机体充分摄取这些营养素的好方法。

• 建议最好少量多餐，切忌暴饮暴食。避免含酒精饮料、腌制与烟熏食物、过量油炸食物、咖啡因及来路不明药物，更要正常作息，保证睡眠充足。

• 另外，维持室内适当温度及湿度，穿着适当衣服，以减轻阻塞性黄疸所造成的全身瘙痒。

尿酮体
Urine Ketone Body

　　酮体是脂肪酸代谢的副产物。体内的升糖激素、肾上腺素及生长激素在饥饿或糖尿病等状况下，脂肪组织分解，脂肪酸会增加，并释放脂肪酸进入循环中。人体过度利用脂肪酸作为能量供应来源时，便会产生酮体；酮体会降低血液酸碱度，甚至造成酸中毒。当血液中酮体升高时，会通过肾脏排到尿液中。

　　■ **检查目的：**由尿液检测可确定酮体是否存在，尿酮体阳性间接反映体内是利用脂肪而非碳水化合物作为主要能量来源。

 ## 观察重点

　　观察日常饮食摄取内容与状况，是否营养不均或偏食，是否饮用酒精饮料，消化功能是否健全，是不是常腹泻、腹痛、呕吐等。另外，罹患感染性疾病、手术前后或血糖值升高、接触有机溶剂时，也需要测定尿酮体。

　　体重、口渴频率、每日尿量和体温都要随时注意。

　　人极度紧张时也会导致尿酮体增多，所以情绪和意识状态也是观察重点。

! 异常情况

	可能的原因
异常（阳性）	**营养状况异常** ＊畏食症、长期禁食或饥饿所致 ＊食物中富含蛋白或缺乏碳水化合物，营养不均衡 ＊长期呕吐
	代谢异常 ＊重度疾病 ＊烧伤 ＊身体出现发热警讯 ＊甲状腺功能亢进症影响代谢 ＊进行切除、抽取等各类手术会影响身体正常代谢 ＊妊娠妇女因妊娠反应而剧烈呕吐、癫痫或消化功能障碍
	代谢性疾病 ＊糖尿病病情控制不佳所导致的糖尿病酮症酸中毒 ＊肝糖原蓄积症（罕见遗传性疾病、肝糖利用异常）
	药物 ＊酒精性酮症酸中毒 ＊丙醇中毒

✚ 养护重点

• 注意均衡饮食。平常要培养多喝水的习惯。如有发热、脱水等症状，应适量补充水分及热量。

• 糖尿病患者若尿酮体呈阳性，就要考虑到酮症酸中毒的危险性，必须迅速就医治疗。

尿潜血
Urine Occult Blood

尿液呈现红色，称为"血尿"。若是少量出血，尿液颜色正常，但以潜血检查试纸可发现潜血阳性，显微镜下可见红细胞，称为"显微镜下血尿"。

■ **检查目的：**正常健康者，尿液中应无潜血。利用尿液检查试纸可直接检测尿潜血；如有潜血存在，必须用显微镜检测尿沉渣，以确定是否有红细胞存在。显微镜下检测尿沉渣对早期泌尿系统疾病的诊断有帮助。

! 异常情况

	可能的原因
异常	*假阳性：由于脱水、剧烈运动、重体力劳动或久站后出现血红蛋白尿（溶血性贫血）、肌蛋白尿（横纹肌溶解） *成年女性白带污染所致 *泌尿系统感染、肿瘤、结石及前列腺良性增生、肾小球肾炎等的症状或服相关药物所致 *出血性体质或抗凝血药使用过量 *外伤（泌尿系统挫伤）

 观察重点

· 观察尿液颜色及尿中沉淀物，看是否有血块。

- 注意是否有尿频、是否有排尿时疼痛。
- 发热者往往可能有感染。
- 其他相关症状，如下背部疼痛。

➕ 养护重点

- 应避免过度劳累，预防感冒及感染，饮食方面最好是低盐、清淡、均衡，多食新鲜蔬果等。
- 平常要补充足够水分，不憋尿，减少泌尿系统感染复发概率。
- 处于高温环境或剧烈运动时，更要补充水分，避免机体脱水。
- 注意预防高血压、糖尿病，避免滥用药物，以免增加肾脏负担。
- 结石患者应多喝水，避免高嘌呤饮食。
- 尿液中应无潜血，如尿液潜血为阳性时，应求助于相关专科医师积极诊断，不可轻视。

尿管型
Urinary Cast

由肾脏产生的管型结构体，出现于尿液中，尿液经离心后，管型会沉淀于管底，可以用显微镜直接观察分类。

■ **检查目的：** 由肾小管分泌的 Tamm-Horsfall 黏蛋白，在肾小管中沉淀形成尿管型；身体出现不同状况或疾病，尿管型（尿沉渣）会呈现不同的颜色与外观，因此观察尿管型有助于疾病的诊断。

 观察重点

不同管型可判断出肾脏的不同疾病，但生活中如果有其他显示肾脏疾病的症状，如贫血、血压升高、水肿等，就应进一步做此检查以确定，及早治疗。

另外，如果处在服药期间，就必须弄清目前用药是否会造成肾脏受损。

➕ **养护重点**

• 除了治疗相关疾病外，应避免感冒、受潮、过劳，也要防止呼吸道及泌尿道感染，适当补充水分，最好在营养师指导下，选择适当的食物，尤其蛋白质的摄取量不宜过多。

• 有水肿、高血压者要限制水、盐的摄取，更要积极控制血压，以延缓肾脏功能的恶化。

！异常情况

沉淀成分	可能的原因
透明管型	*少量透明管型可于正常人清晨时的尿浓缩液或剧烈运动后的尿液中发现 *大量透明管型可发生于肾小球疾病所引发的蛋白尿，或是骨髓细胞瘤所造成的蛋白尿
上皮细胞管型	*缺血及肾毒性药物造成的急性肾小管上皮细胞受伤及坏死，会造成上皮细胞圆柱。肾移植手术后出现上皮细胞管型，则为急性免疫排斥反应的可靠指标
白细胞管型	*肾脏发炎时会产生此种管型，如肾盂肾炎、急性间质细胞肾炎（白细胞或上皮细胞）
颗粒管型	*肾炎、肾小球肾炎的炎细胞组成，细胞发生部分分解时，会产生颗粒管型，也反映出肾脏瘀滞现象
蜡样管型	*通常发生于慢性肾小管受损，如慢性肾衰竭，可反映出肾病的严重性
脂肪管型	*可发生于肾病综合征、糖尿病或狼疮性肾病
色素管型	*依成分可区分为血红蛋白（溶血性贫血）、肌蛋白（横纹肌溶解）、胆红素（肝脏疾病）或药物
红细胞管型	*此管型通常代表肾小球受损，可发生于急性或慢性肾小球肾炎 *肾梗死

尿沉渣
Urine Sediment

尿沉渣是尿液中所含不溶于尿液的成分，显微镜下可以直接观察，用来诊断肾病及泌尿系统其他疾病。

■ **检查目的：** 依沉渣组成成分不同可区分为细胞、晶体及管型，依据其外形及量多少，可以帮助诊断肾病及泌尿系统其他疾病。

 观察重点

正常人尿液中都可能有少量的红细胞、白细胞、上皮细胞或结晶，但如果过量，就表示肾脏或泌尿系统有受损或病变，这时候还可以观察身体是否有体重减轻、水肿、黄疸、发冷、发热等症状，以便做最及时的检查和判断。

另外，也要注意是否有服用药物，因为药物会改变尿液酸碱值，造成结晶。

➕ **养护重点**

· 如果有肾脏和泌尿系统其他相关症状，就必须适量补充水分，不憋尿，减少泌尿系统感染机会。同时要注意休息、增加营养。

· 由于某些药物成分可能引起尿路感染，所以需多留心所服用的药物。

⚠ 异常情况

沉淀成分		可能的原因
细胞	红细胞	★肾病、急慢性肾小球肾炎（如 IgA 肾病等）、泌尿系统感染、泌尿系统结石和肿瘤、药物引起的中毒、移植手术后等，都有可能导致尿液中红细胞增多
	白细胞	★泌尿系统感染如急慢性肾盂肾炎、膀胱炎、尿道炎、前列腺炎、肾结核等，女性阴道炎或子宫颈炎也有可能导致尿液中白细胞增多
	上皮细胞	★肿瘤或泌尿系统感染
	细菌	★泌尿系统感染（如尿道炎、膀胱炎或肾盂肾炎）
	霉菌及念珠菌	★泌尿系统感染、尿液收集过程中污染
晶体	胱氨酸	★先天氨基酸代谢异常
	亮氨酸及酪氨酸	★重度肝脏疾病
	胆红素	★黄疸
	胆固醇	★相当少见，通常均合并重度蛋白尿
	其他	★如草酸钙、尿酸等结晶，但在临床上不具诊断价值

补充 尿液收集时易受到污染，必须清洁尿道口或会阴部，并收集"中段尿"送检。尿液中的尿沉渣会因时间而逐步分解，因此收集样本后应尽快送检。必要时，可重新检测。

粪便颜色
Stool Color

粪便的颜色主要受到食物和胆汁的影响。胆汁由胆囊排入肠道中，经肠道酶的作用转为褐色。除此之外，食物通过肠道的速度和食物本身的颜色也会影响粪便的颜色。

■ **检查目的：**粪便颜色为粪便常规检查的一项，粪便颜色的变化可能显示不同器官的疾病，具有重要诊断意义。

观察重点

粪便颜色受每日食物的影响，会有多样变化，例如绿色叶菜吃多了会有青便，但通常没有临床意义。但如果粪便呈现黑色，可能代表上消化道或胆道、肠道出血，就应迅速就医。

鲜红色便代表下消化道出血，除常见的痔疮外，也可能是大肠癌的早期征兆。

粪便呈现灰白色，代表胆道阻塞，常见于胰腺癌或胆道肿瘤，应及时就医。

除粪便颜色，应注意排便习惯及粪便粗细的改变。

! 异常情况

◎临床疾病和食物都会影响粪便的颜色。

粪便颜色	临床疾病因素	食物因素
鲜红	＊下消化道出血（如痔疮、大肠息肉或肠癌、直肠癌）	＊甜菜、红色果冻
黑色	＊上消化道出血 （如食管、胃、十二指肠）	＊铁剂 ＊铋剂 ＊某些中草药 ＊猪肝或动物血
灰白色	＊胆道阻塞 ＊黄疸性肝炎	＊钡制剂
绿色	＊腹泻	＊绿色蔬菜 ＊绿色食用色素

＋ 养护重点

• 粪便颜色异常除了受到食物和药剂影响之外，多半都与体内出血有关，平常应摄取足够蔬果，忌食辛辣、油腻的食物，也忌烟酒和咖啡，以确定排便正常。

• 平日也应注意减少增加腹部压力的姿势，如下蹲、屏气等，更不要久坐、久站和劳累过度，以免造成痔疮有碍排便。

粪便隐血
Stool Occult Blood

粪便隐血的检验可分为两种。

1.传统方法（Guaiac test）　利用血基质（Heme）拥有过氧化氢的特性，将粪便涂抹在试纸上，加上数滴过氧化氢（双氧水），如有隐血的存在，试纸会变色。此种检查可检验出每日超过10ml的出血，多次重复检验可提高其敏感度。

2.粪便免疫化学检验　自2001年以后，普遍采用此种方法，主要是检测血红蛋白中的珠蛋白而非血红素，特别是对于下消化道出血，此种检验更为敏感且特异性更高，可检测出0.3ml以上的出血。

■ **检查目的：**粪便隐血是指以目视无法察觉混于粪便中的少量血液。粪便隐血检验可显示消化道（自口腔到大肠）是否有出血的现象。检测呈阳性反应时必须进一步探讨，因为阳性粪便隐血可能是消化道炎症、缺血、肿瘤，甚至是癌症早期唯一的信号。

 观察重点

养成规律排便习惯，同时观察粪便外观、颜色及形状。

如果是贫血所导致的头晕或无力，或者体重有减轻或腹痛，都可能出现粪便隐血。

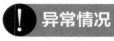 **异常情况**

	可能的原因
粪便隐血阳性	＊肿瘤：胃癌、大肠癌、腺瘤、息肉、小肠恶性肿瘤、血管分化不良等都会导致出血 ＊炎症：炎症性肠疾病（自身免疫）、细菌性大肠炎（痢疾等）、阿米巴痢疾、消化性溃疡、憩室炎、出血性胃炎、痔疮 ＊经血污染或痔疮出血、口腔出血、鼻出血 ＊出血性体质、血小板过低、凝血功能异常、抗凝血药使用过量或血友病 ＊有些食物如红肉、猪血、鸭血、甘蓝、卷心菜、芥末等会造成假阳性（传统检验法）

养护重点

• 粪便出现隐血，提醒我们消化道有慢性出血。建议消化性溃疡及食管炎患者改变饮食结构，避免过硬或刺激性食物，尤其避免饮用含酒精饮料。可多食牛奶、白萝卜、去皮土豆、冬瓜、黄豆类食物、大白菜等。

• 贫血患者应补充铁剂。因感染或自身免疫引起的大肠炎，应确定诊断，然后对症治疗。

2

血液生化
(Blood Chemistry)

血清白蛋白
Albumin

　　"血清白蛋白"由肝脏制造并释放于血液中，是血浆蛋白中的主要成分。它的主要功能是通过调控血液渗透压来维持正常循环的血量。白蛋白也可以与药物及许多大分子结合担任输送的任务，所以又称它为"分子出租车"。

■ **检查目的：**血清白蛋白浓度的改变，可反映患者的营养状况、肝脏合成功能等。

 观察重点

　　白蛋白是维持体内胶体渗透压的最主要物质，白蛋白过低时血液中的水分会渗透到周围组织导致水肿，所以可注意下肢是否有水肿现象。

　　白蛋白增加的情况并不多见，大多数由脱水引起。所以要注意会引起脱水的状况。

　　另外，影响肝脏、肾脏健康的因素如腹围（肝脏硬化合并低白蛋白症引发腹水）、体重、尿量、尿中是否有泡沫（蛋白尿）、排便习惯等都要观察。

异常情况

正常参考值：成年人35 ～ 50g/L

	可能的原因
升高	＊机体脱水 ＊缺乏维生素A
降低	＊严重肝病、肝硬化、肝癌等疾病，导致白蛋白合成障碍 ＊肾病综合征导致白蛋白经由肾小球从尿液中流失 ＊饮水过量 ＊严重烧伤 ＊肠病变 ＊营养不良、胃肠道吸收不良 ＊妊娠晚期 ＊恶性肿瘤、心力衰竭

养护重点

- 饮食策略最好是适量且宜食人体利用率高的蛋白质。
- 水肿时除使用利尿药外，可能必须限制盐分及水分的摄取。

血清球蛋白
Globulin

　　血清球蛋白是血液蛋白的主要成分，它主要由三种不同的球蛋白组成：α球蛋白（Alpha）、β球蛋白（Beta）、γ球蛋白（Gamma）。某些球蛋白是由肝脏制造，有些则由免疫系统的免疫细胞合成；免疫球蛋白最主要的功能是对抗外来感染。

■ **检查目的：**临床直接测定血清球蛋白的浓度，若利用电泳分析法可以分析组成球蛋白的单一成分，协助疾病诊断。

 观察重点

　　如果有感染，体温会改变，所以需要观察。血液中蛋白质量过高或过低，都会影响到机体的活动能力，如果有异常，就要注意。另外，体重是否减轻、眼和皮肤是否有黄疸、是否有关节肿痛、是否对日光敏感等都是相关疾病的症状，如果有上述现象，及时就医检查。

➕ **养护重点**

　　• 这项检查和机体抗感染的能力有关，为了避免感染，平日要注意个人卫生，如果有感染症状，就少去人多的公共场所，出入公共场所最好戴口罩。

• 由风湿热导致的球蛋白增高患者，要多运动，同时要避免长时间保持同样动作，所以不要长时间站立，要适时休息。坐着休息时，也要经常变换坐姿。

• 饮食方面，多食高蛋白、高热量、易消化的食物，少食辛辣刺激性及生冷油腻的食物。最好定时接种流感及肺炎疫苗。发现有水肿时，必须限制盐分和水分的摄取。

! 异常情况

正常参考值：成人20 ～ 30g/L，通常比白蛋白的浓度略低。

	可能的原因
升高	＊多发性骨髓瘤、淋巴瘤、白血病、巨球蛋白血症、溶血性贫血等血液疾病 ＊类风湿关节炎、系统性红斑狼疮、类肉瘤等自身免疫疾病 ＊肾脏或肝脏疾病 ＊感染性疾病，如肺结核
降低	＊肾病综合征 ＊α_1-抗胰蛋白酶缺乏症：先天遗传性疾病、患者曾发生肺气肿等 ＊急性溶血性贫血 ＊肝脏疾病 ＊低免疫球蛋白症或免疫球蛋白缺乏症

补充

◎ **白蛋白/球蛋白比值（A/G ratio）**
正常参考值：1.3 ～ 2.5

＊可能造成其升高的原因：甲状腺功能过低，高蛋白、高碳水化合物饮食，低免疫球蛋白症，类固醇药物。
＊可能造成其降低的原因：肝功能不良。

◎ **血清总蛋白（Seram Total Protein）**
正常参考值：64 ～ 83g/L

临床可以直接测定血清总蛋白浓度，但进一步测定白蛋白和球蛋白浓度甚至电泳分析，可以精确地诊断疾病。

肝功能指标
AST（GOT）/ ALT（GPT）

AST全称"天冬氨酸氨基转移酶"，又称 GOT，主要存在于肝细胞中，除此之外，也存在于红细胞、心肌细胞、骨骼肌细胞、肾脏和脑中。一旦上述组织细胞受损伤坏死时，细胞中的AST就会释放至血液中，因此直接测定AST在血液中的浓度，即可了解器官受损的程度及进展状况。

ALT全称"丙氨酸氨基转移酶"，又称GPT，主要存在于肝细胞中和肾脏中，在临床上通常会与AST对照判断。

■ **检查目的：**AST和ALT主要用于肝脏疾病的诊断及追踪。

 观察重点

· 甲型肝炎是很多肝脏疾病的开端，因此要注意是否有甲型肝炎病史。

· 肝脏是人体的解毒工厂，药伤肝，要多注意所服用药物，以及是否曾接受乙型肝炎疫苗。

· 要注意肝脏疾病最明显的症状：黄疸。日常的尿液颜色、是否有四肢肌肉疼痛无力、体温状况等，都是观察指标。

! 异常情况

AST正常参考值：成年男性8 ~ 40IU/L，成年女性4 ~ 32IU/L

	可能的原因
升高	＊肝脏疾病如肝炎、肝脏肿瘤、肝硬化、药物性肝炎、急性胰腺炎、急性胆囊炎或胆管炎 ＊急性心肌梗死 ＊溶血性贫血 ＊传染性单核细胞增多症 ＊骨骼肌疾病：外伤、骨骼肌萎缩症、抽筋等 ＊肾衰竭

ALT正常参考值：成年男性6 ~ 39IU/L，成年女性4 ~ 30IU/L

	可能的原因
升高	＊肝脏疾病如肝炎、肝脏肿瘤、肝硬化、药物性肝炎、急性胰腺炎、急性胆囊炎或胆管炎 ＊传染性单核细胞增多症 ＊麸质过敏症

✚ 养护重点

• 要注意适量的营养和适度的休息。平常要调整作息规律，睡眠充足。要摄取均衡优质食物，蛋奶豆类、肉类和海鲜都很重要，新鲜蔬果提供维生素C、矿物质和纤维素，更是养肝不可或缺的食物。

• 已有肝昏迷的患者，应限制蛋白质摄取量，而且一定要戒酒。

• 切记：不服用来路不明的药物。

• AST和ALT正常不代表肝脏健康，必要时应接受血液肿瘤标志物（甲胎蛋白，第220页）筛查和腹部超声检查。

碱性磷酸酶
Alkaline Phosphatase

碱性磷酸酶是一种水解酶，主要作用为移除磷酸根。它必须在碱性的环境才有最佳活性，人体内碱性磷酸酶主要存在于肝脏、胆管、肾脏、骨骼和胎盘。

■ **检查目的：** 检测血液中的碱性磷酸酶浓度，可以用来诊断肝胆疾病和骨骼疾病。

 观察重点

要注意肝脏疾病的症状，如眼睛和皮肤的黄疸。尿毒症和胆管堵塞患者会有全身瘙痒症状。另外，要注意大便颜色、体重和身高。如果出现骨骼疼痛、容易疲劳等也要注意。

➕ **养护重点**

饮食要均衡，尤其必须摄取高钙食物。另外，身体需要维生素 D，所以应多晒太阳。骨质疏松者需额外补充钙质和维生素 D。肝胆疾病患者应避免油腻食物。

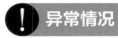 **异常情况**

正常参考值（成人）: 20 ~ 110U/L

	可能的原因
升高	＊胆管阻塞、胆汁淤积、肝炎、肝硬化、肝肿瘤等疾病 ＊乳腺癌、肺癌、卵巢癌、骨细胞瘤、骨肉瘤等肿瘤转移到肝脏 ＊青春期 ＊妊娠 ＊肾衰竭合并骨病变或骨折、多发性骨髓瘤 ＊维生素D缺乏 ＊原发性甲状腺功能减退症 ＊佩吉特病、骨骼肿瘤 ＊巴比妥类、抗生素药物影响
降低	＊先天性血磷酸盐症 ＊停经后服用雌激素（骨质流失） ＊恶性或再生不良性贫血

补充

碱性磷酸酶升高，要做进一步鉴别诊断，可以利用电泳法分离骨骼和肝胆碱性磷酸酶。

胆红素
Bilirubin

红细胞衰老后，由脾脏破坏释出血红蛋白，血红蛋白中的血红素（Heme）经巨噬细胞处理后形成不溶于水的"间接胆红素"，间接胆红素与白蛋白结合后，经血液运送至肝脏后与葡萄糖醛酸结合形成可溶于水的"直接胆红素"，大部分的直接胆红素经由胆汁排入小肠中。

■ **检查目的：**临床测定血液中胆红素的浓度，有助于肝胆疾病和血液疾病诊断。测定血液中的"总胆红素"及"直接胆红素"的浓度，就可得知"间接胆红素"的数值。

 观察重点

留意与肝胆疾病相关的黄疸、体重减轻、体温改变（胆囊炎或胆管炎）等。并注意是否有腹痛。

观察粪便颜色，如胰腺癌所造成的胆管阻塞，粪便呈现灰白色；也要观察尿的颜色，因为直接胆红素过高时，可由尿液排出，使尿液呈现褐色。

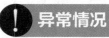 **异常情况**

总胆红素正常参考值：2 ～ 20μmol/L

直接胆红素正常参考值：0 ～ 6.84μmol/L

当血液中胆红素超过42.75μmol/L时，临床可观察到黄疸（皮肤和巩膜变黄）。

	可能的原因
总胆红素升高而直接胆红素正常	* 胆道阻塞、病毒性肝炎 * 溶血性贫血、恶性贫血、镰状细胞贫血 * 新生儿黄疸 * 新生儿、胎儿成红细胞增多症（免疫反应造成的新生儿红细胞破坏） * 输血反应 * 先天血红蛋白代谢异常
直接胆红素升高	* Dubin-Johnson综合征（遗传性疾病，影响肝脏分泌直接胆红素的能力） * 胆管阻塞（肿瘤、胆管结石等） * 肝硬化、肝炎、肝脏内胆汁淤积（如药物等）

养护重点

· 某些遗传性溶血性贫血患者必须避免蚕豆、磺胺类药物等。

· 调整生活作息，不可过度疲累。避免多油食物，以免引起腹部不适。饮食中必须含足够热量及蛋白质。

· 有腹水时可能必须限盐及限水。有肝昏迷病史的患者，必须遵从医嘱限制蛋白质摄取量。

· 戒酒以免造成肝脏进一步的损伤。

γ-谷氨酰转移酶
Gamma-Glutamyl Transferase：GGT

GGT存在于细胞膜，正常人的肝细胞能够合成GGT，而血清中的GGT主要来自肝脏。通常在炎症、胆汁淤积的刺激下，肝脏合成的 GGT 会增加。GGT主要用于肝脏疾病的诊断，也是酒精性肝炎及药物性肝炎的重要指标。此外，也可用来评估胆道疾病及肝硬化、肝癌等。

■ **检查目的：** 配合上述的 AST、ALT 和碱性磷酸酶的检查，可用于肝病的诊断。

! 异常情况

正常参考值：成年男性8 ~ 20IU/L，成年女性4 ~ 35IU/L

	可能的原因
升高	＊肝炎、肝硬化 ＊肝脏肿瘤 ＊肝毒性药物 ＊胆汁淤积 ＊药物：酒精、抗癫痫药物（苯妥英、巴比妥类）

观察重点

注意个体的用药史、是否有酒精成瘾、与肝胆疾病相关的黄疸现象和体重。

养护重点

生活作息规律，适度运动，营养均衡。胆囊结石及胆管疾病患者应避免高脂食物，肝病患者应避免过度操劳。

◎ GGT检查常与碱性磷酸酶（第48页）合并执行，由于骨骼疾病和肝脏疾病患者碱性磷酸酶均会升高，而GGT升高只出现于肝胆疾病，因此可帮助区分这两种状况。

◎ 饮酒和药物（如抗癫痫药苯妥英和巴比妥类）会升高血中GGT的浓度，反之，降血脂药物和避孕药会降低GGT的浓度，因此必须综合考虑上述状况。

乳酸脱氢酶
Lactate Dehydrogenase : LDH

乳酸脱氢酶存在于细胞中，与细胞能量的产生有关，当细胞受损坏死时，细胞内LDH会进入血液，因此检测血中LDH浓度可协助诊断疾病。

LDH由两个亚单位（M和H）以不同比例组合成五种同工酶，分布于不同组织器官中。

同工酶	亚单位	分布
LDH-1	* 4H	*心脏
LDH-2	* 3H1M	*白细胞
LDH-3	* 2H2M	*肺脏
LDH-4	* 1H3M	*肾脏、胎盘、胰腺
LDH-5	* 4M	*肝脏和横纹肌

■ **检查目的：**LDH 升高可间接反映体内器官损伤，进一步电泳分析可知道是何种同工酶升高，协助诊断。

 观察重点

有无胸痛或呼吸急促、有无贫血引发的症状、有无激烈运动或近期有无接受肌内注射、体重状况。

异常情况

正常参考值：200 ～ 380 U/L

	可能的原因
升高	＊病毒性肝炎、心肌梗死、肾梗死、休克、缺氧、巨幼细胞贫血等会造成LDH显著升高（＞5倍正常参考值上限） ＊白血病、溶血症、肺梗死、肺炎、传染性单核细胞增多症、肌肉萎缩、昏迷则会导致LDH中倍增高（2～5倍正常参考值上限） ＊肝病、胆管炎、胆道阻塞、肾病综合征、甲状腺功能减退症会出现LDH轻度升高（＜3倍正常参考值上限） ＊脑卒中 ＊骨骼肌受伤（横纹肌溶解症或骨骼肌萎缩症） ＊癌症（如睾丸癌、肉瘤、淋巴瘤、白血病等）

➕ 养护重点

　　LDH检查值异常，多半提示已经出现各类疾病症状。所以必须针对不同疾病，拟订养护计划。

氨

Ammonia

血中氨的浓度检查常用于下列临床情况。

（1）原因不明的行为或意识改变。

（2）诊断肝脏疾病合并肝昏迷。

（3）新生儿发生呕吐、嗜睡和抽筋，临床怀疑先天尿素代谢异常。

（4）儿童发生（3）的症状，在发病前约1周曾有感冒症状，检测血中氨浓度，用以诊断雷氏综合征。

氨主要由肝、肠及肾脏产生，氨在体内由肝脏利用产生尿素，尿素的毒性远低于氨。氨对大脑有直接毒性，可造成意识紊乱、嗜睡，甚至昏迷。

■ **检查目的**：血液中氨浓度的测定主要用于肝昏迷的诊断。

 观察重点

要观察黄疸、粪便形状和颜色，也要注意所服用的药物是否伤肝。肝昏迷会导致意识不清，因此如果有相关疑虑的患者，家人可多观察其意识状态。

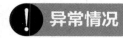 **异常情况**

正常参考值：12 ～ 59μmol/L

	可能的原因
升高	＊肝衰竭 ＊重度心力衰竭 ＊上消化道出血 ＊遗传性尿素代谢异常 ＊血友病 ＊雷氏综合征（发生于幼儿的急性脑病和肝功能障碍） ＊药物 ＊胎儿或新生儿红细胞增多症

➕ **养护重点**

• 一定要戒酒以避免造成肝脏进一步的损伤。

• 也要注意用药情况，避免不必要的药物，减少肝脏负担。

• 注意体温，有感染时必须及时治疗。

• 保证充足睡眠。均衡饮食，适度减少蛋白质摄取量，也应避免便秘。

补充

尽管某些医师偏爱用血氨浓度监测肝昏迷的治疗，但实际上肝昏迷患者的血氨浓度与临床症状并无很高的相关性。

血清钠
Serum Sodium : Na

钠离子是人体细胞外液（血液和细胞间液）中最重要的阳离子，直接参与神经信号的传递和肌肉的收缩。细胞外液钠离子浓度的改变也直接影响细胞内外水分的分布；机体许多化学反应必须在正常钠离子浓度的环境中进行，因此测定血清钠浓度在临床上相当重要。

■ **检查目的：**许多疾病可直接或间接影响血清钠浓度，因此检测血清钠对于患者相当重要。血清钠的解读必须结合临床上对患者全身水分总量的评估（水肿或脱水）。

 观察重点

· 发生低钠血症时，会因为体内渗透压降低及脑水肿而出现呼吸困难、恶心、呕吐、厌食、嗜睡、肌肉痉挛，严重时甚至会昏迷。

· 高钠血症时的症状包括心肌收缩力降低、心脏排血量降低、不安、肌肉震颤、深部肌腱反射增强，严重时甚至出现昏迷。

所以要注意眼睑水肿、腹水、下肢水肿、口干、尿量多少等机体症状和意识状态，也要注意脉搏及血压，还有所使用的药物。

✚ **养护重点**

· 饮食中最好避免含钠量高的食物，如罐头、腌制品及各种加工食品，如腊肉、面线、甜咸饼、蜜饯等。烹调时少用盐、酱油和味精。

· 有体液流失时，要补充水分和盐分，低钠血症合并水肿时需限水、限盐。呕吐时，可能必须通过静脉补充体液。

！异常情况

正常参考值：136 ～ 146mmol/L

◎**低钠血症**

	可能的原因
全身水分过多	＊心力衰竭 ＊肾病综合征及其他肾脏疾病 ＊肝硬化（水分与钠滞留于体内，但水分滞留更多）
全身水分正常	＊抗利尿激素分泌异常综合征（SIADH） ＊甲状腺功能减退症 ＊艾迪生病（Addison disease，肾上腺皮质功能减退症）
全身水分过少	＊体液流失（流汗过多、腹泻、使用利尿药、烧伤、鼻胃管引流、高血糖等）

◎**高钠血症**

	可能的原因
全身水分过多	＊醛固酮增多症 ＊库欣综合征（Cushing syndrome） ＊从饮食中摄取过多盐分
全身水分正常	＊尿崩症（抗利尿激素分泌不足）
全身水分过少	＊与低钠血症所致全身水分过少相同，但水分的流失多于钠的流失

血清钾
Serum Potassium：K

钾离子是细胞内最重要的阳离子，它与细胞外钾离子的相对浓度决定细胞膜的电位差，因此在神经肌肉和心脏血管系统，钾离子浓度的恒定是维持正常功能的关键。当血清钾（细胞外）出现过高或过低时，会直接影响心脏节律，甚至会有致命性的心室性心律失常。

■ **检查目的：** 许多疾病和药物会影响血清钾浓度，进而加速疾病的进展和引发合并症，因此检测血清钾是重要的临床检验。

 观察重点

有低钾血症时可能会出现站立性低血压、脉搏微弱，严重者会有心肌损伤、心搏停止等现象，也会出现倦怠、嗜睡、神志不清、感觉异常甚至昏迷的现象。在消化系统方面会有畏食、恶心、呕吐、肠蠕动减弱、便秘，严重者甚至会有麻痹性肠梗阻。由于肾浓缩能力降低，尿液会稀释，也会出现多尿、烦渴，肌肉也会无力。

肾衰竭患者容易发生高钾血症，其症状为血压降低、心律失常，严重者还有心室颤动、心搏停止等现象；神经性肌肉痉挛、感觉异常；会出现恶心、呕吐、肠蠕动增加、腹泻、腹部绞痛等，也可能有少尿或无尿。

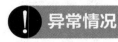 **异常情况**

正常参考值：4.1 ~ 5.6mmol/L

	可能的原因
高钾血症	＊肾上腺皮质功能减退症 ＊输血或组织重度损伤 ＊高血钾周期性瘫痪 ＊醛固酮不足 ＊肾衰竭 ＊酸中毒 ＊大量红细胞破坏 ＊药物（血管紧张素转换酶抑制药、血管紧张素受体拮抗药、留钾利尿药）
低钾血症	＊腹泻 ＊库欣综合征（Cushing syndrome） ＊利尿药 ＊醛固酮过多 ＊低血钾周期性瘫痪 ＊饮食中钾摄取量过低 ＊肾动脉狭窄 ＊肾小管酸中毒 ＊呕吐

＋ 养护重点

　　肾衰竭患者易发生高钾血症，使用药物时必须小心。肾衰竭患者应避免食用高钾食物。

　　盐的使用（氯化钾）必须事先咨询医师意见。四肢无力时应求助他人，以免摔倒受伤。

血清氯
Serum Chloride : Cl

氯离子是细胞外液中最多的阴离子，其恒定主要依靠肾脏。如同钾和钠，氯离子的恒定是许多正常生理功能运作所必需的，而且氯离子也参与酸碱平衡的维持。

■ **检查目的：** 血清氯会受到许多疾病的影响，因此被视为临床检测的必要项目。

 观察重点

注意饮食状况，以及是否有呕吐、腹泻。氯离子会受许多疾病的影响，尤其要注意呼吸道疾病。

另外，也要注意是否使用利尿药或肾上腺皮质激素。

＋ 养护重点

• 不服用来路不明的药物（类固醇）。若服用利尿药需定期检测血电解质。

• 如有呕吐、腹泻时，必须注意水分和电解质的补充。

• 另外，有呼吸道疾病（肺气肿等）时则必须积极治疗。

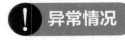 **异常情况**

正常参考值：100 ～ 106mmol/L

	可能的原因
高氯血症	＊用于治疗青光眼的利尿药乙酰唑胺 ＊脱水 ＊代谢性酸中毒或呼吸性碱中毒 ＊肾小管性酸中毒 ＊摄取过多的溴 ＊生理盐水过量
低氯血症	＊肾上腺皮质功能减退症 ＊烧伤 ＊慢性呼吸性酸中毒（肺气肿等） ＊心力衰竭 ＊代谢性碱中毒 ＊流汗过多 ＊鼻胃管引流胃液 ＊呕吐

血清钙
Serum Calcium：Ca

钙离子是体内相当重要的阳离子，主要的生理功能包括以下方面。

（1）构成牙齿和骨骼的主要成分。

（2）神经肌肉的传递和兴奋。

（3）肌肉收缩。

（4）体内化学反应催化剂——酶起作用所必需的物质（包括凝血因子的活化）。

钙离子的平衡与维生素D、肾脏、甲状旁腺及骨骼有关，因此血清钙浓度异常，常与上述四者有关。

■ **检查目的：** 许多疾病常会影响钙离子的代谢，因此必须检测血清钙。

 观察重点

高钙血症患者会出现疲倦、昏睡、认知障碍等，严重时还会意识不清、肌肉无力；平常容易便秘、恶心、呕吐、血压升高、骨骼疼痛、骨质疏松等，同时因为尿浓缩的能力变差，会变得多尿，因此也要观察尿量。反之，低钙血症患者会出现抽筋、低血压、心搏减慢或心律失常。

! 异常情况

正常参考值：2.1 ～ 2.55mmol/L

	可能的原因
高钙血症	＊肾上腺皮质功能减退症 ＊摄取过多维生素D或钙盐 ＊人类免疫缺陷病毒（HIV）感染（艾滋病） ＊甲状腺或甲状旁腺功能亢进症 ＊结核病 ＊癌症合并骨转移 ＊多发性骨髓瘤 ＊Paget病（佩吉特病） ＊长久卧床不动 ＊类肉瘤 ＊肿瘤分泌过多甲状旁腺激素 ＊药物如治疗乳腺癌的他莫昔芬或长期使用锂盐或利尿药
低钙血症	＊甲状旁腺功能减退症 ＊肾病综合征及肾衰竭 ＊肝硬化 ＊镁缺乏症 ＊胃肠道吸收不良 ＊维生素D缺乏 ＊软骨症 ＊胰腺炎

✚ 养护重点

　　钙质可以帮助血压稳定，牛奶、奶酪等乳制品，以及豆腐、连骨头一起吃的食物（如小鱼干）、绿色蔬菜、海藻等，都是很好的钙质来源。血清钙检查结果异常，通常显示机体已合并许多重大疾病，因此必须提高警惕，尽早就医。

血清磷
Serum Phosphate : P

磷的主要生理功能包括以下几方面。

（1）骨骼的主要成分。

（2）正常肌肉和神经所必需。

（3）细胞能量产生所必需。

（4）磷酸盐可协助维持体内酸碱平衡。

■ **检查目的：**血清磷的检测一般是测定血中磷酸盐的浓度，通常与血清钙试验同时执行。

 观察重点

大部分让血清钙上升的因素，会使血中的血清磷下降；反之亦然。因为机体中钙和磷二者有相对溶解度的限制。因此要多留心日常饮食，平日是否额外补充维生素D及钙片、是否常服用制酸剂（含有铝盐、钙盐、镁盐或铝镁混合制剂）以及是否罹患癌症、肾衰竭及糖尿病等。

➕ **养护重点**

• 儿童及青少年磷及维生素 D 摄取不足，容易身材矮小，成年人摄取不足会造成软骨症，因此应多摄取含磷食物，如牛奶、蛋黄、奶酪、肉类、谷类和干果类等。

· 加工食品和各种碳酸饮料都含磷，但磷摄取过多会影响钙吸收，要特别注意。

· 如有肾衰竭，必须避免食用高磷食物，以免骨病变的发生。

! 异常情况

正常参考值：0.87 ～ 1.45mmol/L

	可能的原因
高磷血症	＊急性或慢性肾功能不全，导致肾清除率减少，溶骨作用增加，造成磷摄取过多所致 ＊癌症合并骨转移、糖尿病酮症酸中毒或肝脏疾病 ＊低血钙 ＊甲状旁腺功能减退，尿排磷减少，导致血磷增高 ＊生长激素的影响：肢端肥大症活动期可出现高磷血症。生长激素可促进小肠对钙、磷的吸收，增加钙排出，减少尿磷排泄，导致血磷升高 ＊维生素D过多会促进溶骨效应，增加小肠对钙、磷的吸收所致
低磷血症	＊高血钙 ＊甲状旁腺功能亢进症 ＊胃肠吸收不良 ＊营养不良 ＊维生素D或磷酸盐摄取不足

血清镁
Serum Magnesium : Mg

镁离子主要存在于骨骼中（50%），其余则分布于全身所有的细胞中，镁离子参与细胞能量产生的反应、血液凝固、酶活性、钙的代谢、肌肉的收缩和神经传导功能。测定血清镁可间接了解全身镁的恒定状况。

■ **检查目的：** 血清镁主要受胃肠道及肾脏的影响，当这两个系统出现异常时，血清镁也会受到影响。

 观察重点

注意是否有心悸、呼吸困难，是否有意识障碍，进食如何及过往使用药物。

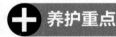 养护重点

· 低血镁会引发致命的心室性心律失常，必须静脉补充镁盐。

· 胃肠道功能异常患者（手术后禁食、呕吐及腹泻）必须解决进食问题，必要时要静脉注射电解质，并追加血清镁。平日多食用高镁食物，如海鲜、肉类、绿色蔬菜、全麦及干果仁。

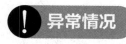
异常情况

正常参考值：0.80 ~ 1.20mmol/L

	可能的原因
高镁血症	＊肾上腺皮质功能不全 ＊急性或慢性肾衰竭 ＊脱水 ＊糖尿病酮症酸中毒 ＊少尿
低镁血症	＊酒精成瘾、长期腹泻、从食物中摄取过少都可能导致镁量低下 ＊血液透析 ＊肝硬化 ＊醛固酮过多 ＊甲状旁腺功能减退症 ＊胰腺炎、子痫或溃疡性结肠炎

血尿素氮
Blood Urea Nitrogen : BUN

尿素是蛋白质分解后的废物，由肝脏代谢产生并经由肾脏排除，当肾功能异常时，尿素氮会蓄积于体内，血中的浓度会升高。

■ **检查目的**：直接测定血尿素氮浓度，用来诊断和评估肾功能。

! **异常情况**

正常参考值：2.5 ~ 6.4mmol/L

	可能的原因
升高	＊急性或慢性肾衰竭 ＊高蛋白饮食 ＊组织大量坏死，如烧伤、重度脱水 ＊胃肠道出血 ＊泌尿道阻塞 ＊心力衰竭
降低	＊蛋白质摄取量过低或营养不良 ＊肝脏功能异常 ＊横纹肌溶解症 ＊抗利尿激素分泌异常综合征（SIADH） ＊妊娠

观察重点

了解其病史中是否有肝脏疾病，注意水肿和体重，注意血压（肾衰竭常以高血压为初始症状），并留心服用药物（过度使用利尿药造成脱水）和体温（发热会增加水分丧失）。

蛋白质摄取会影响血尿素氮，所以要多注意日常饮食。

养护重点

· 最重要的是注意饮食中蛋白质的量。

· 肾衰竭及心力衰竭患者必须限盐、限水。而肾衰竭患者必须限制蛋白质摄取量，以人体利用率高的动物性蛋白质为主（瘦肉、鸡蛋蛋白）。

· 发热患者必须摄取足够水分，若有呕吐及腹泻可以静脉补充水分。

肌酐
Creatinine : Cr

肌酐为肌肉中肌酐磷酸盐的代谢产物，主要经由肾脏过滤后经尿液排出，当肾功能出现异常时，血液中的肌酐浓度会升高。

■ **检查目的：**血清肌酐浓度检测主要用于肾功能的评估，如配合24h尿液肌酐排出量，可计算肌酐清除率，直接反映肾脏功能（肾小球滤过率）。

 观察重点

肌酐浓度不会因食物种类和组织损伤而受影响，但与肌肉的量有关，因此肌肉发达的男人每天的尿肌酐会比娇小女人多，体重多者亦然，所以要注意体重。另外，与肾脏健康相关的尿液颜色、排尿次数及量、水肿状况、体温、血压及脉搏等都要注意。

➕ **养护重点**

· 急性肾衰竭患者必须摄取足够的热量，以减少体内蛋白质的分解。必须限盐及限水。

· 蛋白质的摄取以人体利用率高的动物蛋白为主。

· 严格控制血压，可延缓肾功能恶化。

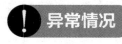 **异常情况**

正常参考值：成年男性53 ～ 106μmol/L，成年女性44 ～ 97μmol/L

	可能的原因
升高	＊急性或慢性肾衰竭 ＊降血压药物（血管紧张素转换酶抑制药或血管紧张素受体拮抗药） ＊肾脏感染 ＊阻塞性肾脏病变，如前列腺增生、泌尿道结石及肿瘤 ＊休克、心力衰竭
降低	＊妊娠 ＊腹膜或血液透析治疗 ＊摄取过量水分

$$肌酐清除率（ml/min）＝ \frac{尿中肌酐浓度（mg/100ml）×24h尿量（ml）}{血清肌酐浓度（mg/100ml）×1440（min）}$$

可进一步以身高、体重估计体表面积（m^2），以标准化肌酐清除率 $[ml/(min·m^2)]$ 表示。

血清肌酐浓度在肾功能丧失70% ～ 80%以上时才会升高，因此只要有血清肌酐浓度升高即代表严重肾功能障碍。

2 血液生化 肌酐

尿酸
Uric Acid：UA

尿酸是人体内嘌呤氧化的最终产物，尿酸主要经肾脏排泄，血液中尿酸浓度过高时，会导致痛风性关节炎和泌尿道结石。

■ **检查目的：**直接测定血尿酸浓度，可帮助关节炎的鉴别诊断，积极控制饮食及药物治疗可降低血尿酸浓度，减少合并症的发生（如关节炎、结石、痛风结节）。

 观察重点

注意痛风的初期症状，多半是单一末梢关节剧烈疼痛合并炎症、肿胀、压痛等症状，踇趾第一跖趾关节最常见，其次为踝关节、足背关节、膝关节。

另外，要注意血尿、皮下痛风结节、腰痛等。

＋ 养护重点

避免高嘌呤饮食（如动物内脏、沙丁鱼、蚝、蛤、蟹等），避免饮酒，多补充水分（每天饮水至少2000～3000ml），控制体重，避免过度劳累。

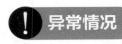

正常参考值：成年男性180 ~ 440μmol/L，成年女性89 ~ 357μmol/L

	可能的原因
升高	＊摄取高嘌呤饮食 ＊高果糖饮食 ＊肾衰竭 ＊遗传代谢性疾病（莱-尼综合征） ＊代谢综合征 ＊癌症（大量细胞增生或化疗后大量癌细胞死亡）
降低	＊食物中含锌量过低 ＊多发性硬化症 ＊药物（促进尿酸排泄药及抑制尿酸生成药）

空腹血糖
Fasting Glucose

葡萄糖是人体内所有细胞能量的主要来源，特别是中枢神经系统，因此血液中的葡萄糖浓度受到严密的控制，不至于过高或过低。血葡萄糖浓度过低时，会造成昏迷；长期过高时，即是所谓的"糖尿病"，会造成眼、肾脏和血管的损伤；急性血糖过高时，由于葡萄糖溶质的利尿作用，患者会因过度脱水发生昏迷，甚至死亡。

■ **检查目的：** 空腹血糖是指在隔夜空腹（至少8～10h未进任何食物，饮水除外）后，早餐前采血，所测定的血糖值，为糖尿病最常用的检测指标，反映胰岛 B 细胞功能，一般代表基础胰岛素的分泌功能。

 观察重点

糖尿病有三多：多食、多饮、多尿，要多注意。短期内体重急速减轻，也是指标。容易口渴且多尿，病情严重时会有嗜睡甚至昏迷的现象。

➕ **养护重点**

糖尿病的治疗应优先选择非药物疗法，即控制饮食和运动，也要戒烟。除控制血糖外，也应在饮食上积极控制脂肪（胆固醇）的摄入。控制血压以减少视网膜和肾脏并发症。

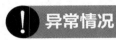 **异常情况**

正常参考值：3.6 ~ 6.1mmol/L

介于6.1 ~ 6.9mmol/L 称为糖尿病前期或葡萄糖耐量异常；

7.0mmol/L 以上即为糖尿病。

	可能的原因
升高	*主要见于糖尿病 *也可见于肢端肥大症（生长激素过多）、库欣综合征（肾上腺素过多）、甲状腺功能亢进症、嗜铬细胞瘤 *胰腺肿瘤、胰腺炎或胰腺切除后也会影响空腹血糖 *情绪紧张、妊娠、运动后
过低	*垂体功能减退症 *甲状腺功能减退症 *胰腺胰岛素瘤 *肾上腺功能不全 *长期营养不良、酒精中毒 *口服降糖药或注射胰岛素过量 *肝脏或肾脏疾病

除空腹血糖外，临床上也可以测定饭后2h血糖（70 ~ 145mg/dl），或口服葡萄糖耐量试验（服用75 ~ 100g葡萄糖后，每半小时测定一次血糖，整个试验持续2h左右）。

糖化血红蛋白

Glycosylated Hemoglobin : HbA1c

　　血液中的葡萄糖可以与红细胞中的血红蛋白结合形成"糖化血红蛋白"，红细胞的生命周期约为 120 天，因此直接测定糖化血红蛋白可有助于了解过去 3 ～ 4 个月的血糖数值。

■ **检查目的：**主要用于糖尿病的诊断及疗效评估。

！ 异常情况

　　正常参考值：< 6.1%

　　美国糖尿病医学会认可糖化血红蛋白 ≥ 6.5% 为另一糖尿病诊断依据。

	以下几种情况不选用糖化血红蛋白作为糖尿病诊断指标
糖化血红蛋白升高	＊近日有出血或献血 ＊溶血性贫血 ＊先天性血红蛋白异常 ＊接受输血 ＊妊娠相关的糖尿病（以空腹血糖和葡萄糖耐受量测试诊断）

　　观察重点和养护重点与"空腹血糖"相同。

总胆固醇
Total Cholesterol：TC

　　胆固醇为细胞膜的主要成分，除此之外，胆固醇也是胆酸、类固醇激素与脂溶性维生素的重要构成成分，因此胆固醇是人体所必需的。人体内的胆固醇主要来自于食物和肝脏合成，胆固醇主要通过与脂蛋白结合后由血液运送。

■ **检查目的：**总胆固醇为心血管硬化的主要危险因子，因此总胆固醇浓度可用于心血管疾病的风险评估，也可用于评估饮食疗法和降胆固醇药物的疗效。

 观察重点

　　胆固醇异常一般没有特别症状，多半要靠健康检查发现。但如果家族成员有不寻常的早发性心血管疾病，或者发现眼睑、关节处有黄色瘤以及心悸现象，就需要注意。

　　肥胖、水肿或容易全身倦怠也是胆固醇异常的征兆。

✚ **养护重点**

　　·家族性高脂蛋白血症是先天的，必须到医院接受系统检查和治疗。

　　·大多数总胆固醇高的人，都是肥胖、吃太多、运动不足、喝酒引起的，所以家庭控制最重要。喝酒的人应禁酒或限酒，肥胖或运动不足的人应养成运动习惯，控制碳水化合物及脂肪含量高的食物等，大多可以改善高血脂。

· 胆固醇分布在动物性脂肪中，摄取大量饱和脂肪酸含量较高的食品后血中总胆固醇就会上升。相对地，植物油等不饱和脂肪酸含量较高的食物可抑制血液中的胆固醇升高。胆固醇高的人，要注意少吃虾类、牛肉、奶油、奶酪等含有较多饱和脂肪酸的食品，并减少脂肪的摄取量。

总之，饮食清淡、勤运动、常做健康检查是良方！

！异常情况

正常参考值：期望目标值＜5.2mmol/L

	可能的原因
升高	＊胆汁淤积型肝硬化、黄疸、脂肪肝 ＊家族性高胆固醇血症 ＊摄取过量高脂肪食物、肥胖 ＊甲状腺功能减退症 ＊肾病综合征 ＊糖尿病
降低	＊甲状腺功能亢进症 ＊肝脏疾病 ＊胃肠道吸收不良 ＊恶性贫血、败血症

低密度脂蛋白胆固醇

Low-Density Lipoprotein Cholesterol : LDL-C

胆固醇可以与低密度脂蛋白结合后形成可溶于水的LDL-C，脂蛋白将胆固醇经血流输送到外周组织（包括血管），因此测量LDL-C可用来筛查心血管硬化高危患者。LDL-C是造成动脉硬化的危险因子，因此被称为"坏胆固醇"。

■ **检查目的**：直接评估心血管疾病风险及疗效。

! 异常情况

最佳状况：< 2.6mmol/L

已罹患心血管疾病或高危患者应降至1.82mmol/L。

边缘	2.6 ～ 3.35mmol/L
边缘升高	3.38 ～ 4.13mmol/L
升高	4.16 ～ 4.91mmol/L
极高	＞4.94mmol/L

观察重点和养护重点同"总胆固醇"。

高密度脂蛋白胆固醇

High-Density Lipoprotein Cholesterol：HDL-C

胆固醇可以与高密度脂蛋白结合，将外周血管沉积的胆固醇移除，运回肝脏分解再利用，因此被称为"好胆固醇"。

■ **检查目的：**与总胆固醇、低密度脂蛋白胆固醇、三酰甘油（甘油三酯）一起作为评估血脂必做的血液生化检查。

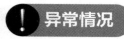 **异常情况**

正常参考值：> 1.04mmol/L

	可能的原因
降低	＊抽烟、肥胖、运动不足等不良生活习惯 ＊家族性高脂血症 ＊2型糖尿病 ＊药物（如类固醇、β受体阻滞药等）

 观察重点

由于HDL-C过低会增加心肌梗死风险，观察重点主要是日常活动中是否会有胸闷、胸痛等心肌缺氧症状。

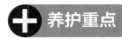 **养护重点**

　　HDL-C 降低的原因有抽烟、肥胖、运动不足、糖尿病等，因此，对策就是戒烟、控制体重、养成运动的习惯，可每日饮用少量红酒。如果是糖尿病患者，则只要控制血糖值即可。另外，总胆固醇高、HDL-C 低时，就必须接受治疗。

甘油三酯
Triglyceride：TG

　　甘油三酯和胆固醇是存在于血液循环中的两种不同的脂质。甘油三酯是由甘油与脂肪酸组合而成，人体内的甘油三酯主要来自于食物或体内自行合成，甘油三酯为体内能量储存的一种形式，当人体缺乏能量时，细胞可分解甘油三酯为甘油和脂肪酸，提供葡萄糖生成所需的原料和能量来源。

■**检查目的：**甘油三酯过高会增高心血管疾病的患病风险，当超过5mmol/L时会引起急性胰腺炎，因此甘油三酯检验被列为血液生化检查的必检项目。

! 异常情况

正常参考值：< 1.70mmol/L
边缘：1.70 ～ 2mmol/L
高：2 ～ 5mmol/L
非常高（高风险）：> 5mmol/L

	可能的原因
升高	＊饮食不正常（低蛋白高碳水化合物饮食） ＊家族性高脂血症 ＊甲状腺功能减退症 ＊肝脏或肾脏病变、胰腺炎 ＊2型糖尿病未控制好 ＊药物

	可能的原因
降低	＊低脂饮食 ＊甲状腺功能亢进症 ＊胃肠道吸收不良、营养不良 ＊降血脂药物（贝特类降脂药）的不良反应

 观察重点

如果已经出现甘油三酯过高，控制好糖尿病和高血压就很重要，所以要注意体重过重、多尿、易口渴等现象，更要注意饮食、戒酒。

养护重点

健康的生活方式是最重要的。务必减掉多余的体重，降低热量的摄取，避免多食糖类和细粮，限制饮食中的胆固醇（少食高胆固醇食物，如肉类、蛋黄和全乳产品），选用较健康的脂肪，食用含高ω-3鱼油的鱼类（如鲭鱼和鲑鱼等），不食含反式脂肪酸的食品，限制饮酒量，有规律地运动。

同型半胱氨酸
Homocysteine

同型半胱氨酸无法由饮食提供，它是由甲硫氨酸经过许多步骤合成的。正常人体内的同型半胱氨酸代谢需要叶酸、维生素 B_6 和维生素 B_{12}，当上述维生素缺乏时，同型半胱氨酸便会升高。

高同型半胱氨酸血症会增加心肌梗死和脑卒中的危险。此外，高同型半胱氨酸血症也发生于先天代谢异常家族和亚甲基四氢叶酸还原酶不足（约10%）。

■ **检查目的：**直接测定血液中同型半胱氨酸的浓度，可用于心脏血管疾病的预防。

 异常情况

正常参考值：男性＜11.4µmol/L，女性＜10.4µmol/L

	可能的原因
升高	＊家族遗传性高同型半胱氨酸血症 ＊维生素 B_6、维生素 B_{12} 和叶酸不足 ＊个体基因变异——亚甲基四氢叶酸还原酶活性不足

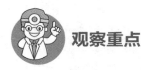

观察重点

家族成员是否有早发心血管疾病。

➕ 养护重点

当食物中缺少充足的维生素B_6、维生素B_{12}和叶酸时，血液中的同型半胱氨酸会增加，因此，如果能够增加维生素B_6、维生素B_{12}、叶酸的摄取量，就可有效降低血中同型半胱氨酸浓度。蔬果和谷物类含有丰富的维生素B_6，叶酸则可通过深绿色的蔬菜或肝脏、蛋、糙米或麦类、豆类等食物补充。至于维生素B_{12}，只存于肉类、蛋及乳制品等食物中。

◎**同型半胱氨酸代谢的途径**

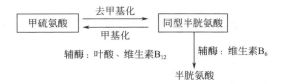

脂肪酶
Lipase

脂肪酶可水解脂类，为脂肪消化和吸收所必需的酶，脂肪酶主要由胰腺合成制造，分泌于小肠中。

■ **检查目的：**当胰腺受损伤时，脂肪酶会释放入血液中，直接测定脂肪酶浓度，可诊断胰腺疾病。

 观察重点

长期酒精成瘾、血中甘油三酯浓度高均会造成脂肪酶检查值异常。

生活中如果有腹痛、呕吐、体温或血压异常，就必须及时就医。

➕ **养护重点**

• 胰腺炎急性期患者需禁食，可能需通过鼻胃管引流。禁食期间必须注意水分的补充及电解质平衡。

• 此外，需戒酒及严格控制甘油三酯的浓度，以预防胰腺炎复发。

异常情况

正常参考值：0 ~ 160U/L

	可能的原因
升高	＊胆囊炎波及胰腺 ＊急性或慢性胰腺炎 ＊胰腺癌 ＊胰腺外伤 ＊病毒性胃肠道感染
降低	＊胰腺手术切除后 ＊慢性胰腺癌末期

补充

当患者有腹痛或背痛、呕吐、发热和食欲缺乏时，常同时测定血中脂肪酶和淀粉酶的浓度，以诊断急性胰腺炎。除急性胰腺炎外，任何可以造成胰管堵塞的疾病（如胰腺癌）也会造成脂肪酶升高。此外，囊肿性纤维化（一种遗传疾病）会伤害胰腺，血中脂肪酶浓度会下降。

淀粉酶
Amylase

淀粉酶主要由唾液腺和胰腺分泌，可将食物中的淀粉水解为双糖类，进一步分解为单糖后可经胃肠道吸收。

■ **检查目的：**当胰腺或唾液腺受损时，细胞内的淀粉酶释放入血液中，因此可间接由淀粉酶浓度的上升诊断疾病，不过临床上此检查主要用于胰腺疾病的鉴别和诊断。

 观察重点

注意是否有发热，是否有腹痛、呕吐、黄疸、粪便及尿液颜色改变等，这些情况都反映了胰腺的健康与功能正常与否。

也要注意血中甘油三酯浓度。

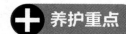 **养护重点**

• 胰腺炎急性期患者需禁食，可能需以鼻胃管引流。禁食期间必须注意水分的补充及电解质平衡。

• 此外，戒酒及严格控制甘油三酯浓度，以预防胰腺炎复发。

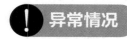

异常情况

正常参考值：25 ~ 125U/L

	可能的原因
升高	＊胰腺疾病，如急性胰腺炎、胰腺癌 ＊非胰腺型高淀粉酶血症：血清中的淀粉酶约有25%经肾脏排至尿中，当肾脏损伤或肾功能不全时，其排出量减少，导致血清淀粉酶值因淀粉酶滞留而上升 ＊胆囊炎 ＊唾液腺疾病（腮腺癌或唾液腺管堵塞） ＊肠梗阻、病毒性胃肠炎 ＊胰管或胆管堵塞 ＊消化性溃疡穿孔 ＊异位妊娠
降低	＊胰腺重度损伤 ＊肾功能衰竭 ＊胰腺癌（有功能胰腺组织被癌细胞取代） ＊子痫

2

血液生化

淀粉酶

肌酸激酶
Creatine Kinase : CK

　　CK主要的生理功能是参与细胞内能量的产生，因此普遍存在于消耗能量高的细胞，如骨骼肌和心肌，除此之外也存在于脑、平滑肌细胞和精子中。CK主要由两种亚单位形成三种同工酶。

同工酶	分布
CK-BB	脑、肺
CK-MM	骨骼肌
CK-MB	心肌

■ **检查目的：**CK浓度测定主要用于肌肉损伤的诊断，进一步测定CK-MB同工酶可协助诊断急性心肌梗死。

 观察重点

　　急性心肌梗死的主要症状是胸痛，疼痛范围会放射至左肩、颈部、下颌、背部，且休息也无法解除疼痛，疼痛会持续超过30min。此外，全身出冷汗、面色苍白、四肢冰冷、恶心呕吐、全身虚弱无力、呼吸困难甚至休克等也是常见症状。另外，要注意抽血前是否有剧烈运动或肌内注射。

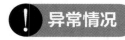 异常情况

正常参考值：成年男性50～200U/L，成年女性40～160U/L

	可能的原因
升高	*心肌梗死、心肌梗死后心包炎或心肌炎 *脑外伤或脑卒中 *抽筋 *皮肌炎或多发性肌炎 *电击 *肺栓塞 *骨骼肌溶解或骨骼肌萎缩症 *甲状腺疾病（亢进或减退）

◎ CK同工酶临床上常测定 CK-MB ，适用于下列情况。

	可能的原因
升高	*心脏电击术 *心脏手术 *心肌梗死 *心肌炎

➕ 养护重点

• 缺血性心脏病患者应适度运动，而且应调整生活节奏，改变饮食习惯。

• 骨骼肌病变患者应小心以免跌倒，避免造成二次损伤。

肌钙蛋白
Troponin

肌钙蛋白可调控肌肉收缩蛋白的收缩和舒张，共有三种：肌钙蛋白C、肌钙蛋白T、肌钙蛋白I。

当心肌细胞受损伤坏死时，肌钙蛋白（I和T）会释放进入血液循环，直接测定其浓度，可以早期诊断心肌细胞坏死。

■ **检查目的：** 用于心肌梗死的诊断，但肾脏疾病与骨骼肌病变患者血中肌钙蛋白T的浓度亦会上升，故大多以检测肌钙蛋白I为主。

 观察重点

50%的心肌梗死患者会有不稳定型心绞痛，或突然出现的心绞痛，且经常快速而持久。另外，还有一些较不典型的症状，也可能是心肌梗死的前兆，如呼吸突然停止、胸部隐痛、头晕、昏厥或性情改变。

同时也要注意血压和脉搏，以及以往用药史。

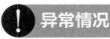 **异常情况**

血中肌钙蛋白 I 浓度正常参考值：< 0.1ng/ml

◎升高

	可能的原因
心脏相关	＊心肌梗死 ＊心动过速、心力衰竭、心肌炎、心包炎、心肌病变、心脏挫伤、心脏电除颤、心脏手术、心脏放射高频电烧等所造成的心肌损伤
非心脏相关	＊败血症 ＊化学治疗药物 ＊蛇毒 ＊一氧化碳中毒 ＊慢性阻塞性肺疾病、肺动脉高压、肺栓塞 ＊颅内出血 ＊慢性肾衰竭 ＊子痫

养护重点

· 香烟中的尼古丁会破坏心脏健康，因此一定要戒烟。

· 采取低脂肪、低胆固醇、低盐、高纤维饮食，建议多选用鱼肉、家禽，少食牛肉、羊肉和猪肉。

· 适度运动且控制体重（事先需以运动心电图评估运动量以确保安全）。保持血糖、血压的稳定。积极配合饮食合并药物治疗，控制胆固醇。要保持心境平和，避免影响自主神经系统，以免增加心脏负担。

血清铁 / 铁蛋白
Serum Iron / Ferritin

铁与血中转铁蛋白结合后，可通过血液循环运送至目标器官，如骨髓，临床可直接测定血液中的铁含量，以了解体内铁的总量。

铁在体内与铁蛋白结合，主要储存于脾脏、骨髓和肝脏，铁蛋白可维持铁在体内的恒定，测定血中铁蛋白的浓度，可间接推知体内铁的储存量。

■ **检查目的：** 血清铁和铁蛋白测定主要用于体内铁储存量的估计，常用于贫血的鉴别诊断和铁代谢异常的辅助诊断。

 观察重点

与血液有关，当然要随时注意血压及脉搏。留意肤色变化：贫血时肤色苍白，血红蛋白沉积症或血铁沉积症患者的肤色呈暗褐色。缺铁时，日常活动时容易气喘、疲倦，也是观察重点。

➕ **养护重点**

• 均衡饮食。贫血者应多食含铁高的食物，如动物内脏、菠菜、葡萄干、梨、莲藕、榴梿等；可额外补充铁剂和维生素。

• 一定要戒酒，并要避免不必要的输血。

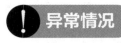

异常情况

血清铁正常参考值：成年男性9 ~ 29μmol/L，
　　　　　　　　成年女性7 ~ 27μmol/L

	可能的原因
升高	＊血红蛋白沉积症、血铁沉积症或溶血 ＊铁中毒或服用过量铁剂 ＊肝细胞坏死或肝炎 ＊维生素B_{12}或维生素B_6缺乏 ＊频繁输血
降低	＊慢性胃肠道出血 ＊慢性经血过多 ＊铁吸收异常或摄取不足 ＊妊娠容易造成铁流失

铁蛋白正常参考值：成年男性15 ~ 200μg/L，
　　　　　　　　成年女性12 ~ 150μg/L

	可能的原因
升高	＊酒精性肝病、肝硬化 ＊频繁输血 ＊血红蛋白沉积症 ＊慢性炎症性疾病 ＊淋巴瘤 ＊巨幼细胞贫血
降低	＊慢性胃肠道出血 ＊经血过多 ＊缺铁性贫血

注：血清铁仅占全身铁总量的0.1%，在溶血性贫血时会升高，但铁蛋白仍为正常。

总铁结合力
Total Iron Binding Capacity : TIBC

铁与转铁蛋白结合后，可经循环将铁运送到骨髓或肝脏。临床抽取静脉血直接测定其携带铁的能力，从而间接评估铁蛋白的含量，称为"TIBC"。

■ **检查目的：**总铁结合力常与血清铁一起测定，用于贫血的鉴别诊断。

 异常情况

TIBC正常参考值：成年男性50 ～ 77μmol/L，
**　　　　　　　成年女性54 ～ 77μmol/L**

临床状况	血清铁	TIBC
缺铁性贫血	＊降低	＊升高（肝脏会合成更多转铁蛋白借以增加铁的利用率）
慢性疾病所致的贫血	＊降低（体内铁与铁蛋白结合储存于细胞内）	＊降低（肝脏制造的转铁蛋白减少）
妊娠或服用避孕药	＊正常	＊升高（肝脏合成的转铁蛋白增加）

 观察重点

注意肤色变化：贫血时肤色苍白，血红蛋白沉积症或血铁沉积症者肤色呈暗褐色。

观察日常活动时是否容易头晕、疲倦、耳鸣、眼花，有时会气促。同时要注意脉搏状况。

➕ 养护重点

• 均衡饮食。摄取优质蛋白质，进食含铁丰富的食物，如菠菜、紫菜、动物肝脏、动物血及山楂等。膳食中应包括含维生素丰富的食物，特别是B族维生素和维生素C，对防治贫血有很好的效果。可根据病情，额外补充铁剂。

• 缺铁性贫血只是临床诊断，必须进一步找出慢性血液流失的原因，如消化性溃疡、结肠癌、子宫肌瘤等。

C- 反应蛋白
C-Reactive Protein : CRP

CRP最早是由接种"肺炎双球菌C多糖体"的患者血清分离得到，主要是由肝脏制造，释放入血液中。

■ **检查目的**：CRP常用来协助诊断感染和免疫疾病的治疗效果追踪，近年研究发现CRP升高与心血管疾病发生率有关，因此心脏科医师也常为患者检测CRP浓度。

 观察重点

如果罹患相关病症，患者会有畏寒、发热、不明原因的关节肿痛、皮疹、疲倦、体重减轻等现象，可作为观察重点。

➕ **养护重点**

· 对于多种感染及炎症性疾病患者，无通用的准则。
· 而高敏感C-反应蛋白（hs-CRP）升高者，应积极运动及控制饮食，并应注意血压。

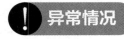 **异常情况**

正常参考值：＜8.0mg/L

hs-CRP 用于心血管疾病危险分级。

CRP 值	心血管疾病风险
＜8.0mg/L	低
8.0～30mg/L	中
＞30mg/L	高

	可能的原因
CRP 呈阳性	＊癌症 ＊结缔组织疾病 ＊感染 ＊心肌梗死 ＊其他自身免疫疾病、慢性炎症性疾病

维生素B₁₂
Vitamin B₁₂

维生素B₁₂的主要用途是维持神经系统正常功能，同时也是红细胞生成所必需的物质。维生素B₁₂的吸收需要有胃分泌的内因子协助，胃切除患者因无足够的内因子，患者会发生贫血。

■ **检查目的：**协助贫血病因的诊断，此外患者有肢体麻木无力、丧失平衡感时也可检测血中维生素B₁₂的浓度。

 异常情况

正常参考值：200 ～ 1000pg/ml

可能造成维生素B₁₂降低的原因：摄取量不足、胃肠道吸收不良、缺乏内因子、妊娠、甲状腺功能亢进症。

 观察重点

注意观察面色、是否容易疲倦、神经系统症状（如手脚麻木、四肢无力、智力减退）。

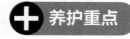 **养护重点**

维生素B₁₂存在于鸡蛋、肉类、奶类制品，素食者应额外补充维生素B₁₂。恶性贫血及胃切除手术患者必须定期肌内注射维生素B₁₂。

叶酸
Folic Acid

叶酸经人体吸收后，参与人体内的许多代谢反应。叶酸缺乏时，会引起贫血及同型半胱氨酸升高。

■ **检查目的：**血中叶酸浓度检测常用于贫血原因的诊断。

！ 异常情况

正常参考值：4 ～ 13ng/ml

可能造成叶酸降低的原因：饮食摄取不足（饮食不均衡）、胃肠道吸收不良、营养不良。

观察重点

贫血症状如脸色苍白，容易疲倦，日常活动时会气促。

➕ 养护重点

摄取叶酸含量较高的食物，如鲑鱼、动物肝脏、绿色蔬菜等。另外，摄取维生素C可帮助叶酸稳定。而同型半胱氨酸升高患者，可额外补充叶酸。

3

血液学检查
(Hematology)

凝血酶原时间/活化部分凝血活酶时间
Prothrombin Time / Activated Partial Thromboplastin Time : PT / APTT

当血管受伤出血后，血管本身会收缩以减少出血，血小板受到血管壁中的胶原蛋白的吸引，附着在血管破裂处进行"活化"与"融合"，如此会形成初步的血小板血栓堵在血管破裂处。血小板的活化会带动凝血因子的活化形成"血纤维蛋白"，进一步强化血栓。血小板就如同堆砌的砖块，而凝血因子活化的血纤维蛋白有如将砖块黏合的水泥。

临床上利用 PT 和 APTT 两项检查评估凝血功能。人体的凝血活化途径可分为内在途径及外在途径，PT 主要用于评估"外在活化途径"，APTT 则用于"内在活化途径"的评估。

■ **检查目的：**用来辅助凝血功能及血友病的诊断，也用于追踪抗凝血药的治疗效果。

◎ **凝血反应流程：**

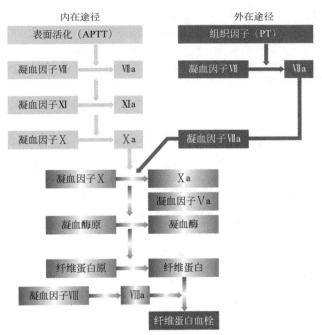

注：a代表具生物活性。

PT在临床上以国际标准化比值（International Normalized Ratio, INR）表示，正常值介于0.9 ~ 1.3。APTT以s为单位，正常值介于25 ~ 40s。

	可能的原因
PT延长	主要是因为血纤维蛋白原减少，可分为： *先天性的凝血因子Ⅰ缺乏、凝血因子Ⅴ缺乏、凝血因子Ⅱ（凝血酶原）缺乏、凝血因子Ⅹ缺乏、凝血因子Ⅶ缺乏 *后天性的维生素K不足、胃肠道吸收不良、胆管阻塞（影响脂溶性维生素K的吸收）、肝实质疾病（如肝硬化或肝炎）、弥散性血管内凝血（DIC），以及使用抗凝血药华法林（也用于毒杀老鼠）
APTT延长	*主要是因为缺乏凝血因子，包括先天性的凝血因子Ⅶ缺乏、血友病A型（凝血因子Ⅷ缺乏）、血友病B型（凝血因子Ⅸ缺乏） *后天性的肝硬化、弥散性血管内凝血（DIC）、血纤维蛋白原过低、系统性红斑狼疮抗凝血因子、胃肠吸收不良或维生素K缺乏、抗凝血性水蛭素

 观察重点

· 与血小板缺乏症或功能异常患者一样，必须注意是否有出血现象。血友病患者常因关节内出血造成关节肿大疼痛。

· 使用抗凝血药患者有异常出血时，可能是药物过量，应及时就医。

· 此外，注意家族病史，家族成员是否有"出血倾向"。

✚ 养护重点

· 此检查与凝血有关，异常者必须注意避免外伤，特别是头部。血友病患者外伤关节肿痛，可先冰敷后再送医院。

· 胃肠道吸收异常、胆囊切除等患者因为脂溶性维生素吸收会不足，必须额外补充。

· 口服抗凝血药者应依照医嘱服用药物，不可自行更改服用剂量及次数。

· 在饮食上要减少具有抗凝血作用的食物，如黑木耳、鱼类、虾类等。

血纤维蛋白降解产物 / D- 二聚体
FDP / D-Dimer

血管受伤出血后，凝血系统里的"血纤维蛋白原"经凝血酶作用，从可溶于血浆的蛋白质转为不溶于水的网状聚合物，形成"血栓"。但是，当凝血系统活化时，溶血系统也会同时被活化以溶解血栓，让血栓的生成局限在血管破裂处。当血栓溶解时，循环中的"血纤维蛋白分解酶"可逐步将"血纤维蛋白聚合物"分解为许多分子不同的产物，称为"血纤维蛋白降解产物"（FDP），FDP经分解酶完全分解后即释放出D-二聚体（D-Dimer）。

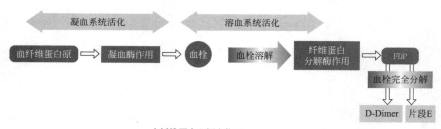

血纤维蛋白分解产物图

■ **检查目的：** 直接测定FDP和 D-二聚体在血中的浓度，可了解体内血栓形成和血栓溶解的状况，可用来诊断许多疾病。

　　1.一度血栓溶解　　正常人体清除血栓的溶解反应。

　　2.二度血栓溶解　　继发于其他内科疾病的血栓溶解反应。

异常情况

FDP正常参考值：0 ~ 8mg/L
D-二聚体正常参考值：(ELISA法)通常低于500ng/ml

	可能造成的原因
FDP升高、D-二聚体正常	＊可能是一度血栓溶解或遗传性血纤维蛋白功能异常
FDP和D-Dimer都升高	＊二度血栓溶解 ＊弥散性血管内凝血 ＊妊娠合并症，如子痫、前置胎盘或胎盘早剥 ＊使用血栓溶解药 ＊肺栓塞和下肢深部静脉血栓 ＊主动脉瘤 ＊恶性肿瘤 ＊败血症、感染

 观察重点

与心肺功能相关，所以需观察呼吸频率。运动时容易出现气喘、胸痛、下肢肿痛等症状。注意异常出血且不易止血的情形，也要注意用药史。

养护重点

为了预防下肢静脉血栓及肺栓塞，应避免久卧和久站。主动脉瘤影响血压，因此也要控制血压。通常检查FDP和D-二聚体且数值升高时，皆非寻常疾病，应及早求助专业医师。

血纤维蛋白原
Fibrinogen

血纤维蛋白原是由肝脏制造的蛋白质，经凝血酶（Thrombin）作用后可变为"血纤维蛋白"，能强化由血小板形成的血栓。血纤维蛋白原也是一种急性期反应蛋白，在感染或急性炎症时会升高。

■ **检查目的：** 通常在PT或APTT数值异常时（出血倾向）执行血纤维蛋白原浓度的测定。血纤维蛋白原也可以与炎症指数（CRP，第100页）一起测定，用于评估心血管疾病的风险。

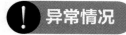 异常情况

正常参考值：200 ~ 400mg/dl

	可能的原因
升高	＊感染或炎症，如类风湿关节炎或肾小球肾炎 ＊冠状动脉疾病、心肌梗死 ＊脑卒中 ＊外伤
降低	＊重度营养不良 ＊肝脏疾病 ＊血纤维蛋白原过低或缺乏症 ＊大量消耗（弥散性血管内凝血或异常血栓溶解）

观察重点

大致与上述的血小板疾病和凝血异常的症状相同。

凝血异常时，患者会有伤口愈合不良的情形。要注意家族病史，调查家族成员是否有类似的出血问题。

 养护重点

此检查异常者一定要避免外伤，也要避免不必要的拔牙等。遇到出血时第一时间应压迫止血及冰敷，尽量防止出血不止。

◎异常纤维蛋白原血症（Dysfibrinogenemia）：
"血纤维蛋白原"基因发生突变，造成血纤维蛋白原功能异常，患者一方面易发生静脉血栓，另一方面在外伤后会有轻度不易止血的现象。

抗凝血酶Ⅲ
Antithrombin Ⅲ : AT Ⅲ

血管损伤出血时，凝血酶可作用于血纤维蛋白原形成血纤维蛋白不溶性聚合物，如此可形成血栓，减少血液流失，抗凝血酶Ⅲ可与凝血酶结合抑制其活性，以确保血栓仅在血管受损出血处形成，不致造成血管堵塞。

■ **检查目的：**直接测定血中抗凝血酶Ⅲ的浓度，可以帮助诊断某些血管栓塞性疾病。当抗凝血酶Ⅲ浓度低于正常时，显示患者容易发生血栓栓塞，如深部静脉血栓、血栓性静脉炎和肺栓塞。

 观察重点

观察有无异常肿痛情况，特别是下肢。肾病综合征患者要注意小便是否含有泡沫及下肢水肿情况。与心肺功能有关的呼吸频率和胸痛也要注意。

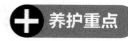 养护重点

勿久坐、久站，以免发生血栓。下肢或盆腔手术（妇科和泌尿科）时，应使用预防性抗凝血剂或其他促进下肢静脉回流的辅助器械。

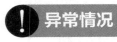 **异常情况**

血中抗凝血酶Ⅲ数值常以"功能性百分比"表示，正常值为80% ~ 120%。

	可能造成的原因
AT Ⅲ升高	＊服用人工合成雄激素或注射黄体酮 ＊血友病
AT Ⅲ降低	＊骨髓移植 ＊弥散性血管内凝血及其他凝血异常 ＊先天 AT Ⅲ缺乏症 ＊肝脏疾病 ＊肾病综合征（肾脏疾病以蛋白尿为主要特征） ＊避孕药

◎ **AT Ⅲ与凝血酶结合抑制凝血反应机制：**

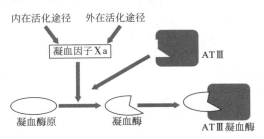

红细胞沉降率
Erythrocyte Sedimentation Rate: ESR

ESR（简称血沉）的测定是将加抗凝剂的全血置于直立的毛细管中，观察红细胞沉降速率，单位以"mm/h"表示。当体内有炎症反应时，血中的纤维蛋白等会增加，加速红细胞的沉降。

■ **检查目的**：ESR 主要用于筛查炎症反应及追踪治疗效果，但ESR本身无法协助病因诊断。

 观察重点

感染和炎症患者会有发热现象，因此必须注意体温变化。此外，留意关节肿痛、皮肤红肿、是否畏寒。

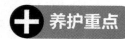 **养护重点**

针对各种不同情况，无统一的养护方法。

！ 异常情况

正常参考值：

男性	＊50岁以下：＜10mm/h ＊50岁以上：＜20mm/h
女性	＊50岁以下：＜15mm/h ＊50岁以上：＜30mm/h

	可能的原因
升高	＊任何感染和炎症性疾病，如类风湿关节炎等 ＊妊娠 ＊高纤维蛋白原血症
降低	＊充血性心力衰竭 ＊低纤维蛋白原血症 ＊血中蛋白总量过低（如肝硬化或肾病综合征） ＊红细胞增多症 ＊镰状细胞贫血

骨髓穿刺和切片
Bone Marrow Aspiration and Biopsy

骨髓检查可用于癌症患者（淋巴瘤、前列腺癌、乳腺癌、肺癌）临床分期和评估癌症转移程度。骨髓细胞培养可以发现造成感染的病原体。抽取的骨髓细胞可用于干细胞疗法和染色体分析。此外，骨髓检查可用来评估癌症治疗的疗效。

骨髓穿刺仅抽取少量的骨髓以供检验，骨髓切片则切除部分骨髓腔内骨骼以及骨骼间的液体和骨髓细胞。通常医师会先执行骨髓穿刺，若没有得到足够的标本，才施行骨髓切片。

■**检查目的：** 骨髓富含造血干细胞，抽取骨髓可直接确定造血细胞的数量和比例，可帮助诊断不明原因的贫血、血小板过低或白细胞数量异常。除此之外，骨髓检查可用来诊断白血病、多发性骨髓瘤、红细胞增多症。

 观察重点

留意不正常出血，包括鼻出血、身上出现紫癜或瘀斑、受伤后出血不止等情形。

也要注意血液常规检查：白细胞、红细胞和血小板计数、血红蛋白浓度等的检查值。注意是否发热。

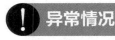

异常情况

正常	*组成骨髓骨干的脂肪组织、结缔组织及铁含量皆正常，成熟血细胞及分化中不成熟造血细胞数量正常 *无异常细胞 *无感染迹象
	可能的原因
异常	*分化中不成熟血细胞过多（髓细胞白血病、淋巴细胞白血病、骨髓发育不良综合征、真性红细胞增多症） *血小板的前体细胞——巨核细胞增多（原发性血小板增多症、血小板减少性紫癜） *分化中不成熟血细胞减少（再生不良性贫血、骨髓纤维化、化学疗法后骨髓受到抑制） *出现异常细胞 *骨髓细胞含铁过多（铁质沉积症）或过少（缺铁性贫血） *骨髓造血细胞被纤维组织取代

养护重点

"骨髓穿刺"与腰椎穿刺不同，骨髓穿刺的部位在左臀或右臀，相对于其他侵入性检查，算是相当安全。一般而言，建议完成检查后，在伤口处按压一段时间（可采取坐姿或卧姿），当天不要洗澡即可。

骨髓每天会不断生成与代谢，临床检查时抽取10～20ml骨髓并不会产生不良影响，只是伤口或腰部会隐约疼痛1～2天，怕痛者可以请医师开镇痛药。有时会出现出血或血肿，但概率极低。患者接受化学疗法后，较易感染，应注意并保持全程无菌操作。

Coomb 试验
Coomb's Test

Coomb 试验可分为下列两种。

直接试验：检测患者的红细胞是否已经与抗体结合。

间接试验：检测患者的血液中是否存在可与红细胞结合的抗体。

某些疾病，血液中存在一种可以识别红细胞表面抗原的抗体，当此种抗体与红细胞表面抗原结合时，会加速红细胞的破坏（溶血），引起贫血及黄疸。Coomb 试验即是检查上述情况所产生的溶血现象。

■ **检查目的：**主要用来评估溶血原因，特别用于下列三种疾病：自身免疫溶血性（含自发性及药物诱发性）、输血引起的溶血、新生儿溶血。

 观察重点

与血液状态有关，要注意观察面色，如果面色苍白就要注意。另外，要注意黄疸、容易疲倦、活动时气喘等相关症状。服用药物要特别注意，输血时也要注意是否有畏寒和发热等反应，如果有明显不适，需及时就医。

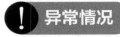 异常情况

	可能的原因	
	直接试验	间接试验
异常	*自身免疫溶血性贫血 *慢性淋巴细胞白血病 *药物引起的溶血性贫血 *新生儿溶血性贫血 *传染性单核细胞增多症 *支原体感染 *梅毒 *系统性红斑狼疮 *输血反应	*自身免疫或药物引起的溶血性贫血 *新生儿溶血性贫血 *不相容输血

➕ 养护重点

· 多补充造血的营养素，如蛋白质、叶酸、维生素B$_{12}$、矿物质等，增加富含铁的食物，多摄取维生素C，避免大量喝茶或咖啡等，药物方面为补充铁剂。

· 不服用来路不明的药物，以免造成病情恶化。

血型检验
Blood Typing

人类红细胞表面有多种抗原，其中最主要的两种就是"抗原A"和"抗原B"，血型就是由抗原A和抗原B的存在与否所决定的。另一种重要的表面抗原称为Rh因子，如果红细胞表面存在 Rh 因子，称为"Rh阳性"，否则称为"Rh阴性"。

血型	红细胞表面抗原	血中抗体
A	A	抗B抗体
B	B	抗A抗体
AB	A和B	无
O	无	抗A抗体和抗B抗体

■ **检查目的：** 检测血型，可以了解患者应输何种血型的血液制品，而不会产生输血反应。Rh因子检验常用于妇产科患者，Rh阴性的母亲若孕有Rh阳性的胎儿，母体会产生Rh因子抗体，破坏胎儿的红细胞，因此在妊娠早期，检测母亲 Rh 因子，若为Rh阴性，可给予Rh免疫球蛋白以阻断母体的免疫反应。

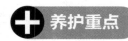

即使血型相同（ABO和Rh），输血时仍然可能发生输血反应，因此在输血前，会将患者的血液送至血库接受交叉试验。

◎**血型分型图解**

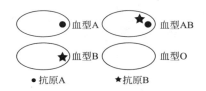

4

体液检查
(Body Fluid)

胸腔积液
Pleural Effusion

正常健康人的胸腔中仅有少量体液存在，但当胸腔受到感染或有炎症时，胸腔中会有液体蓄积；除此之外，由于血流动力学的改变（左心室衰竭），水分会透过毛细血管管壁进入肺间质甚至肺泡中，多余的水分会进入胸腔造成积液。

■ **检查目的：** 胸腔穿刺直接取得积液，可帮助进一步的临床诊断，以区分是渗出液还是漏出液；胸腔积液培养，可帮助鉴定病原体，细胞学检查可直接诊断癌症。

大量胸腔积液可通过听诊、叩诊及胸部放射线透视确诊，少量胸腔积液，则可利用超声检查辅助诊断。

 观察重点

充血性心力衰竭、慢性肝脏疾病、肾脏病、胸腔及肺组织炎症、肿瘤等是引起胸腔积液的危险因子，要诊断这些疾病，就需要了解患者的生活习惯、居住环境与职业或家族病史，并注意体温、体重、日常活动时是否有呼吸困难及咳嗽。

观察痰液的颜色及外观、是否胸痛和下肢水肿等，必要时也要做进一步的检查，如胸部X线、超声检查或胸腔引流等，也要注意病程进展的速度（急性或慢性）。

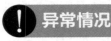 **异常情况**

	渗出液	漏出液
外观	浑浊（可能有悬浮物）	清澈
比重	≥1.018	≤1.015
蛋白质含量	≥4g/dl	≤2.5g/dl
胸腔积液蛋白质浓度与血清蛋白浓度比值	≥0.5	≤0.3
胸腔乳酸脱氢酶	多量	微量
Rivalta试验	阳性	阴性
细胞数量	较多	较少

养护重点

　　若是心力衰竭引起的胸腔积液，需注意水分、盐分的摄取及体重的改变。胸腔积液患者平躺时会加重呼吸困难，应抬高床头让患者斜躺。呼吸困难加重时应尽快就医。饮食方面，多食高蛋白食物可让身体好得快，也要多食高纤维及高维生素C的蔬果，可增加抵抗力及预防便秘。同时，不要食刺激性食物，如咖啡、酒或太冷、太热或辛辣的食物。日常生活中要尽量少去公共场所，避免感染，也要注意保暖，避免暴露在有人吸烟的密闭、拥挤场所或有浓烟排出的场所。可利用护理人员教授的深呼吸、咳嗽技巧，促进肺部扩张。

 补充

1. 怀疑肺结核感染时，应测定腺苷脱氨酶浓度。
2. 若胸腔积液是由感染所引发，胸腔积液中的葡萄糖浓度会降低。
3. 细胞学检查可直接鉴定癌细胞的形态及可能来源。
4. 漏出液不仅发生于左心室衰竭，血液中白蛋白含量过低时也可以造成胸腔积液（如肾病综合征和肝硬化）。

关节液分析
Synovial Fluid

关节液存在于关节腔内，主要的功能为润滑关节面及担当缓冲界面。当关节发生问题时，关节液含量会增加并蓄积于关节腔内，从而导致关节肿胀和疼痛。

■ **检查目的：** 直接抽取关节液可供进一步的显微镜检查（细胞计数和晶体），革兰染色与关节液培养可以协助感染性关节炎的病因诊断及抗生素的选择。

 观察重点

· 痛风初期的主要症状多在足部关节，其中踇趾占70%，局部会有急性红、肿、热、痛的症状，疼痛严重时会让人无法走路、无法穿鞋。如果出现这些症状就要及时就医。

· 单一关节炎或是多发性关节炎，会影响关节对称，也是观察重点。

· 另外，是否有外伤、家族病史、血液生化检测是否预示高尿酸血症也要注意。

· 同时，观察有无全身症状，如无力、容易倦怠、寒战、发热等症状。

! 异常情况

	清澈度	颜色	黏稠度	黏蛋白凝固	白细胞计数	多形核白细胞比例	晶体
正常	清澈	黄色	高	坚韧	极少	＜25%	无
炎症	浑浊	黄色	低	易碎	显著增加	＞50%	无
感染	浑浊	绿灰色	低	易碎	显著增加	＞90%	无
晶体引发的关节炎（痛风和假痛风）	浑浊	乳黄色	低	易碎	增加	＜90%	有
外伤及血友病	不透明	红褐色	低	易碎	增加	＜50%	无

注：关节液中葡萄糖和蛋白质浓度对于病因的诊断临床价值不大。

＋ 养护重点

· 关节液的抽取过程中，如不慎将细菌带入关节腔，会导致更严重的感染性关节炎，故检查时应全程遵守无菌操作策略，术后更应注意穿刺伤口的清洁。

· 疼痛发生时，要冰敷红、肿、疼痛的关节部位，同时要让该关节多休息，千万不要用力按摩患部关节，以免肿痛恶化。

· 千万不能饮酒，也切忌服用含有阿司匹林成分的镇痛药。

· 控制饮食，降低血清尿酸，减少急性发作。平时要养成多喝水的习惯，不做过度激烈的运动，生活作息要正常，保持适当体重，避免暴饮暴食。

脑脊液检查
Cerebrospinal Fluid Test : CSF Test

人类的中枢神经系统（脑及脊髓）浸泡于脑脊液中，脑脊液本身具有缓冲作用以保护脑及脊髓。直接检验脑脊液的组成和压力，可帮助神经系统疾病的诊断。

■ **检查目的：** 通过脊椎穿刺可直接测量脑脊液压力并取得脑脊液供进一步检查。脑脊液检查包括外观和颜色、细胞计数、化学组成和细胞学检查等。脑脊液检查有助于中枢神经感染性疾病、免疫炎症性疾病、肿瘤的诊断。

 观察重点

要注意是否有头痛、视力改变，是否出现步态不稳、记忆力减退、体温变化，以及是否出现不自主抽搐。

＋ 养护重点

·脊椎穿刺后，必须平躺休息，补充水分以减少头痛等因脑脊液流失所导致的并发症，注意局部穿刺处是否有脑脊液渗漏或局部皮下血肿。

• 脑脊液检查通常是因非侵入性检查无法确诊时才选择的必要诊断步骤，事先应与医师充分沟通了解其适应证及禁忌证，充分麻醉，以减少术中及术后不适；补充水分（口服或静脉注射）以减少术后头痛。

！ 异常情况

检查项目	正常范围	异常结果	可能情况
脑脊液压力	80 ～ 100mm H_2O（新生儿）< 200mm H_2O（儿童及成年人）	*上升	*颅内出血或肿瘤、脑脊髓炎 *脑积水 *脑脊膜腔阻塞
		*下降	*脑脊髓瘘管 *脑部手术 *脱水 *脊髓、脑肿瘤
外观	*透明清澈	*稻草黄 *粉红色 *黄褐色	*脑脊髓液中含胆红素、血红蛋白或蛋白质，含量 > 150mg/dl *血液分解后产物 *脑膜黑色素细胞瘤
红细胞	*无	*增加	*中枢神经出血

检查项目	正常范围	异常结果	可能情况
未分化原幼细胞	*无	*存在	*白血病
癌细胞	*无	*存在	*恶性肿瘤
细胞计数（红细胞）	*极少	*增加	*发生于各种中枢神经感染及炎症，包括癌症、出血等 *病毒感染时，淋巴细胞数量增加
细胞计数（白细胞）	*极少	*增加	*细菌或真菌感染时，则为多形核白细胞计数增加；嗜酸性粒细胞增加可能是过敏或寄生虫感染
革兰染色	*无	*存在	*细菌性感染
耐酸性染色	*无	*存在	*结核菌感染
葡萄糖	50～80mg/dl	*上升 *下降	*血糖升高 *感染、炎症性疾病、蛛网膜下腔出血、低血糖
蛋白质含量	15～45mg/dl	*下降 *上升	*近期脊椎穿刺、水中毒、慢性脑脊液漏 *肿瘤、颅内出血、炎症性疾病、感染

续表

检查项目	正常范围	异常结果	可能情况
乳酸脱氢酶	≤40U/L	＊上升	＊细菌和真菌感染、恶性肿瘤、蛛网膜下腔出血
氯离子浓度	120～130mmol/L	＊下降	＊脑膜炎
梅毒血清检测	＊阴性	＊阳性	＊中枢性梅毒

补充

以下情况应避免施行脊椎穿刺：
1.颅内压升高；
2.穿刺部位有感染；
3.败血症；
4.出血倾向；
5.服用抗凝血药。

腹水
Ascites

　　正常人腹腔中仅有少量液体存在，但当有肝硬化、腹部炎症感染，液体会累积在腹腔中形成腹水，因此腹水的存在即提示异常情况的存在，必须做进一步检查。

■ **检查目的：**腹水的存在与否及量的多少，可以通过腹围及叩诊和听诊证实，若是少量或局限性的腹水，可以利用腹部超声辅助诊断。大量腹水时，可通过腹腔引流收集腹水以做进一步检查，少量时可以腹部超声定位后穿刺引流。

！ 异常情况

　　腹水的形成原因如下。

　　1.血流动力学的改变，比如肝硬化合并门静脉高压、右心衰竭、下腔静脉阻塞（血栓或肿瘤）、低白蛋白血症（肾病综合征）所引起的腹水为漏出液。

　　2.腹腔内感染改变血管的通透性，水分直接由血液中渗入腹腔，如腹腔恶性肿瘤（肝癌、胃癌、胰腺癌、卵巢癌）、胰腺炎、腹膜炎、胆囊炎等。

　　注：有关渗出液和漏出液的区别见胸腔积液（第127页）。

观察重点

- 如果有腹水，体重及腹围会有所改变，因此必须注意观察。
- 如果出现食欲缺乏、皮肤和巩膜黄染等肝病症状，也应注意。
- 其他如体温、尿液颜色、大便习惯及颜色，也是日常需要注意的地方，有助于早日发现疾病。

➕ **养护重点**

- 均衡饮食。一般治疗包括减少服用含钠的食品如食盐和味精，以及减少饮水。也可用利尿药帮助排出体内多余盐分和水分，但要注意水及电解质平衡。也必须遵照医嘱，限制蛋白质和盐分的摄取。
- 此外，头部抬高斜卧于床上（半坐卧位），可减轻呼吸困难。

血清学及免疫学检查
(Serology & Immunology)

5

免疫球蛋白
Immunoglobulin : Ig

免疫球蛋白是构成血中丙种球蛋白的主要成分，它存在于血液循环和体液中，主要由免疫系统的浆细胞制造，其主要功能是协助人体对抗外来的病原体（如细菌和病毒）。免疫球蛋白就是我们习惯说的"抗体"。

免疫球蛋白是由两个重链和两个轻链所组成，依照其所组成重链的不同，免疫球蛋白可分为五种：IgA、IgD、IgE、IgG 和 IgM。五种免疫球蛋白各有不同的功能和分布。

■ **检查目的：**测定免疫球蛋白的浓度，可帮助下列疾病的诊断。

1.连续测定免疫球蛋白的浓度，有助于感染性疾病的诊断。

2.过敏性疾病或自身免疫疾病患者免疫球蛋白浓度的变化，可用于疾病的诊断和疗效评估。

3.免疫细胞不正常增生可通过免疫球蛋白浓度测定来确诊。

4.先天或后天免疫功能异常的诊断。

! 异常情况

种类	分布	过高	过低
IgA	＊黏膜表面（胃肠道、呼吸道、泌尿道）	＊单克隆免疫球蛋白增高 ＊多发性骨髓瘤	＊先天 IgA 缺乏症 ＊白血病

种类	分布	过高	过低
IgA	*唾液 *眼泪 *母乳	*自身免疫疾病（类风湿关节炎、系统性红斑狼疮） *慢性肝炎 *肝硬化	*肾病综合征 *肠病 *毛细血管扩张性共济失调综合征（遗传疾病，同时也影响肌肉协调）
IgD	*B细胞表面	*IgD多发性骨髓瘤	—
IgE	*与过敏原结合可促进肥大细胞分泌组胺 *与过敏的反应有关 *保护人体对抗寄生虫感染	*寄生虫感染 *气喘 *异位性皮炎 *IgE多发性骨髓瘤 *自身免疫疾病 *癌症	*毛细血管扩张性共济失调综合征（遗传疾病，同时也影响肌肉协调）
IgG	*体液免疫反应对抗外来病原的抗体 *可通过胎盘保护新生儿对抗感染	*慢性感染（如HIV） *IgG多发性骨髓瘤 *慢性肝炎 *多发性硬化症	*巨球蛋白血症（大量IgM可抑制细胞合成IgG） *白血病 *肾病综合征 *先天IgG缺乏症
IgM	*B细胞表面 *早期体液免疫反应主要抗体	*巨球蛋白血症 *病毒性肝炎 *传染性单核细胞增多症 *类风湿关节炎 *肾病综合征 *寄生虫感染	*多发性骨髓瘤 *白血病 *先天性免疫缺乏症

观察重点

· 通常在所有的感染性疾病、肝病、营养不良时，免疫球蛋白都会升高，针对这些疾病，要注意观察患者是否发热、疲倦程度、是否咳嗽加剧或呼吸急促，以及血压和脉搏的改变。

· 虽然说感染会有发热症状，但体温正常也不代表没有感染，所以其他症状如意识不清、气喘、疲倦、嗜睡、血压降低、心搏加快，更应注意。

➕ 养护重点

· 以均衡饮食、生活作息正常、睡眠充足为养生基础。

· 免疫力低容易被感染和传染者，要避免前往公共场所，勤洗手，戴口罩，注意个人卫生，必要时应穿着隔离衣。

· 从预防角度来看，有必要定时注射肺炎疫苗和流感疫苗。

◎免疫反应

当病原体侵入体内时，巨噬细胞会吞噬并处理病原体，将病原体的抗原信息传递给T细胞（协助），T细胞将信息再传递给B细胞，B细胞活化后转为浆细胞，浆细胞合成特异性抗体，抗体与病原体抗原结合后，可中和其毒性，并有利于吞噬细胞吞噬杀死病原体。此外，T细胞（协助）并可将抗原信息传递给杀伤性T细胞，直接攻击病原体。

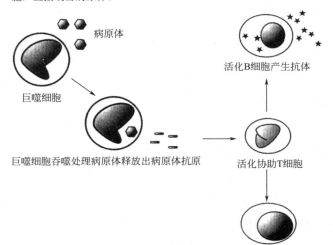

补体
Complement

补体是人体一个复杂的系统，主要功能为辅助免疫系统清除"抗原－抗体复合物"、杀死感染细胞、促进吞噬细胞吞噬病原体等。其活化主要经由传统途径与替代途径，一般临床常测定补体第三因子（C3）和第四因子（C4），也可测定血中总补体活性（CH50）。

■ **检查目的：**主要用于炎症性疾病病情及治疗效果的评估。

观察重点

观察体温状况，以及是否有口腔溃疡。

怀疑红斑狼疮患者需观察：颧部是否出现固定的红斑、扁平或突起，即蝴蝶斑或盘状红斑狼疮，通常不会侵犯到法令纹；或出现对光敏感的皮肤红疹，口腔或鼻咽部有溃疡，关节肿痛或关节炎等；或者体重有异常变化、手指发绀（呈青紫色）等，都应注意。

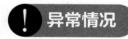

正常参考值：

C3	* 54 ～ 125mg/dl
C4	* 20 ～ 54mg/dl

	可能的原因
升高	*在急性炎症的情况下补体容易上升，如癌症、溃疡性结肠炎
下降	*有些免疫方面的疾病会快速消耗补体，如细菌感染、肾小球肾炎、遗传性血管水肿、肾移植后排斥、系统性红斑狼疮等 *导致蛋白质低下的疾病，如肝硬化、肝炎、营养不良等，也会呈现补体低下状态

✚ 养护重点

关节肿痛者可冰敷，同时要注意肢体末端保暖。敏感性皮肤者则要避免日晒。最重要的是调整作息、减少压力、睡眠充足。

抗核抗体
Antinuclear Antibody : ANA

抗核抗体是一种对抗细胞核内容物的自身免疫抗体。

■ **检查目的**：主要用于自身免疫疾病的诊断和病程追踪。

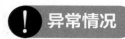 **异常情况**

正常参考值：＜1：40

	可能的原因
阳性	＊系统性红斑狼疮或药物引起的红斑狼疮 ＊胶原血管疾病 ＊皮肌炎或多发性肌炎 ＊干燥综合征 ＊类风湿关节炎 ＊慢性肝病 ＊无自身免疫疾病者（约占总人口的5%） ＊硬皮病 ＊甲状腺疾病

 观察重点

与前述补体类似，但要特别注意不明原因的发热、关节肿痛、四肢肌肉疼痛无力、关节僵硬等情况，也要注意日光敏感症状、不明原因的出疹、肢体末端发绀等症状。

养护重点

- 调整作息、减少压力、睡眠充足。

- 关节肿痛时可冰敷，但注意肢体末端保暖，也要避免日晒。

◎红斑狼疮（LE）细胞检查以往用来诊断"系统性红斑狼疮"，显微镜下观察外周血液白细胞找出LE细胞，50% ～ 75%系统性红斑狼疮患者呈现阳性反应，现在因为有更好的测试方法，临床较少执行此项检查。

◎在自身免疫疾病患者，机体将自己体内的大分子当作抗原，产生与其反应的抗体，称为"自身抗体"。

抗DNA抗体
Anti-DNA Antibody

　　与抗核抗体一样,"抗DNA抗体"也是一种自身产生的抗体,主要是对抗细胞核中的脱氧核糖核酸(DNA)。

■ **检查目的**:抗DNA抗体在60% ～ 70%系统性红斑狼疮患者中呈现阳性,临床可用于系统性红斑狼疮的诊断和治疗效果追踪。

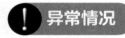 **异常情况**

正常参考值:阴性

抗DNA抗体	可能的疾病
抗双链DNA(dsDNA)抗体	*系统性红斑狼疮、药物引起的红斑狼疮 *干燥综合征(唾液及眼泪分泌减少,产生口干及干眼症) *混合型结缔组织疾病(MCTD)
抗单链DNA(ssDNA)抗体	*特异性较低,可发生于多种风湿免疫疾病及非免疫疾病

 观察重点

　　注意不明原因的发热。是否有关节肿痛、关节僵硬、四肢肌肉疼痛无力现象。

若有对日光敏感的症状，或有不明原因的出疹、肢体末端发绀，尿液有很多泡沫（蛋白尿），都应注意。

➕ 养护重点

· 调整作息、减少压力、睡眠充足。关节肿痛时可冰敷，但注意肢体末端保暖。

· 尽量避免日晒。如果有狼疮肾炎，必须限制蛋白质的摄入。

冷凝集素反应
Cold Agglutinin Test

人体免疫系统在接触某些病原体时会产生一种抗体，这种抗体因为可以在低温环境下使红细胞凝集，故称"冷凝集素"。

■ **检查目的：**血中冷凝集素的效价主用于支原体肺炎的诊断。

 观察重点

支原体是一种介于细菌和病毒之间，而且是目前发现最小并能自行繁殖的病原体，可以引起咽炎、支气管炎及肺炎，好发年龄为5～15岁。

支原体肺炎感染可从毫无症状到上呼吸道感染、肺炎甚至全身其他器官的感染。刚开始会感觉到全身疲倦无力、头痛、咽喉痛及轻微发热，接着2～4天会出现干咳，年龄越小的患儿症状越轻微，反而是年龄较大的学龄儿童或青少年症状较明显且严重；接着可能会有阵发性咳嗽甚至有痰。此外，还可能引起其他并发症，如中耳炎、颈淋巴结炎、扁桃体炎，甚至可以引起重要器官如中枢神经、心脏、肝脏、胃肠道、血液、肌肉及关节病变。另外，有一些患者也会出现全身性皮疹或多形性红斑；有些哮喘患儿，可以因为支原体感染而使哮喘发作症状更严重。

因此要观察患者是否有畏寒、发热、干咳、胸痛及接触病史。

！ 异常情况

正常参考值：＜1：32

	可能的原因
阳性	＊支原体肺炎、传染性单核细胞增多症、疟疾、巨细胞病毒感染、丙型肝炎、肝硬化、溶血性贫血、自身免疫疾病、淋巴瘤（＞1：1000）

＋ 养护重点

支原体肺炎通过唾液飞沫和鼻腔分泌物传播，感染后不产生免疫保护能力，之后还可能发生重复感染。防范关键还是要注意个人卫生，有呼吸道症状时要戴口罩，而且避免去人潮拥挤处，才能避免感染机会。发病时的急性期患者应多休息，饮用充足水分，注意营养。

◎**冷凝集素可以在低温环境（4℃）下使红细胞发生凝集反应。**

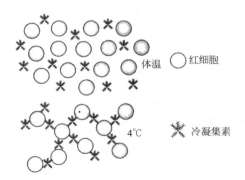

体温 ○ 红细胞

4℃ ❋ 冷凝集素

狼疮抗凝血因子

Lupus Anticoagulant：LA

　　自身抗体可与细胞膜表面磷脂和蛋白质结合，进而影响血液的凝固，"狼疮抗凝血因子"会造成凝血试验异常，常造成栓塞。

　　狼疮抗凝血因子最早发现于系统性红斑狼疮患者，患者血液中含有一种物质，会让所有含脂质试剂的检验反应时间延长，当时即被称为"狼疮抗凝血因子"，但这些患者临床上并无凝血异常和出血倾向。之后又有学者发现狼疮抗凝血因子与习惯性流产有关，现在已确定狼疮抗凝血因子实际是一种免疫球蛋白，可与细胞表面的蛋白质和磷脂结合，干扰正常凝血反应的进行。

■ **检查目的：**狼疮抗凝血因子常用于以下的临床情况。

　　1.不寻常的血液栓塞（动脉或静脉血栓）。

　　2.习惯性流产。

　　3.血液凝固试验异常者（活化部分凝血活酶时间延长）。

！ 异常情况

	可能的原因
异常	＊动脉栓塞（脑卒中、心肌梗死） ＊静脉栓塞（深部静脉血栓、肺梗死） ＊系统性红斑狼疮 ＊HIV 感染 ＊癌症 ＊药物影响

观察重点

是否有胸痛、肢体麻木和无力、下肢肿痛、气喘等情况。注意既往用药史。是否有习惯性流产。

养护重点

· 狼疮抗凝血因子阳性但无栓塞病史者，只要定期复查即可。此外，避免久坐或久站，特别是乘飞机时。

· 少数患者必须长期服用抗凝血药，预防血栓复发。

类风湿因子
Rheumatoid Factor：RF

RF是一种自身抗体，RF 可与 IgG（免疫球蛋白，第138页）结合形成免疫复合体，进而引发炎症反应。

■ **检查目的：**RF试验常用于关节炎的诊断，约80%的类风湿关节炎患者RF试验皆呈阳性，但有许多其他自身免疫疾病患者也会呈现阳性。

 观察重点

根据美国风湿病学会建议，如果符合以下4项或超过4项条件，就可做出类风湿关节炎的诊断，要尽快就医。

1.晨起关节僵硬，而且僵硬不适的感觉超过1h。

2.有3个或3个以上关节炎症，且持续6周以上。

3.手指关节发炎，且持续6周以上。

4.对称性关节发炎，且持续6周以上。

5.在身体特定部位可摸到皮下结节（为类风湿结节，发生在皮下，因炎症作用而变硬的变性纤维组织，不痛，如豌豆般大小，特别容易出现在肘部、脚趾）。

6.血清"类风湿因子"（一种自身抗体）呈阳性反应。

7.关节X线摄片检查有病变。

另外，如果出现容易疲倦、眼干或口干症状也要注意。

! 异常情况

正常参考值：阴性

	可能的原因
阳性	＊75%～80%的类风湿关节炎患者其血清类风湿因子呈阳性 ＊风湿热、肺结核、感染性疾病、类肉瘤病（Sarcoidosis）、恶性肿瘤患者及老年人或健康者也会呈阳性 ＊系统性红斑狼疮 ＊硬皮症 ＊干燥综合征 ＊细菌性心内膜炎 ＊肝病

+ 养护重点

- 遵医嘱按时服药，以减少关节畸形。
- 康复治疗可减轻疼痛及关节变形。
- 少食冰冷或刺激食物。寒冷季节要注意关节部位的保暖。
- 疼痛时可以尝试热水浴，减轻疼痛。行走时要小心避免摔倒。
- 切勿任意进行推拿、按摩、拔罐等传统疗法。

补充

1. 除类风湿关节炎外，约30%的干燥综合征患者也呈现类风湿因子阳性，干燥综合征是一种全身性的自身免疫病，免疫细胞会攻击泪腺和唾液腺造成干眼症和口干。干燥综合征也会与其他自身免疫疾病合并发生（如系统性红斑狼疮、类风湿关节炎等）。
2. 硬皮症也是一种自身免疫疾病，主要的特点为纤维化，可影响皮肤（硬皮）、食管（吞咽困难）、血管（手指遇冷血管会收缩，导致发绀）和内脏（如肾脏）。

抗线粒体抗体
Anti-Mitochondrial Antibody : AMA

　　线粒体是细胞中产生能量的细胞器官，可以说是细胞内的发电厂。抗体对抗自身线粒体内的构成分子即称为抗线粒体抗体（AMA）。

　　AMA主要攻击的目标是肝细胞，由于胆汁无法顺利排出，造成胆汁淤积和肝细胞损伤，最后引发肝硬化。约95%的原发性胆汁淤积性肝硬化患者，其AMA呈现阳性，除此之外，其他自身免疫疾病AMA也会呈现阳性反应。

■ **检查目的：** AMA在自身免疫疾病和原发性胆汁淤积性肝硬化的患者中会呈现阳性反应，因此可用于胆汁淤积性肝硬化的诊断。

 观察重点

　　胆汁淤积性肝硬化患者的初期症状仅有轻度疲乏和间歇发生的瘙痒，日轻夜重的瘙痒作为首发症状者占47%。有1/4的患者会先有疲乏感且可能引起抑郁症，之后出现瘙痒。黄疸作为首发表现者占13%。少数患者瘙痒和黄疸同时出现。

　　到了中后期，由于胆汁减少影响脂肪的消化吸收，可能有脂肪泻和脂溶性维生素吸收障碍，如骨质疏松、骨软化、椎体压缩，甚至发生肋骨及长骨骨折等维生素D代谢障碍相关症状；或者皮肤粗糙、夜盲症等维生素A缺乏症状。晚期则会出现腹水，所以也要注意腹围。下肢水肿也是观察重点。

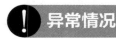
异常情况

正常参考值：阴性

	可能的原因
阳性	＊自身性免疫肝炎 ＊肝硬化 ＊原发性胆汁淤积性肝硬化 ＊类风湿关节炎 ＊系统性红斑狼疮 ＊甲状腺炎

养护重点

· 适当休息，给予高蛋白、高碳水化合物、高维生素、低脂饮食，每日脂肪摄入少于40 ～ 50g为宜。补充脂溶性维生素A、维生素D、维生素E、维生素K。限制水、钠摄入。多食含锌、镁丰富的食物，如瘦猪肉、牛肉、鱼类等。饮食宜清淡、细软、易消化、无刺激，少量多餐。

· 全身瘙痒时应穿棉质透气衣服，指甲修短以免抓伤。

促甲状腺激素受体抗体
Anti-TSH Receptor Antibody : TRAb

TRAb是一种自身抗体，可以与甲状腺滤泡细胞表面的"促甲状腺激素受体"结合，持续刺激甲状腺合成分泌甲状腺激素，引起甲状腺功能亢进症。

■ **检查目的：**毒性弥漫性甲状腺肿（Graves's disease）即是由于 TRAb 所造成的疾病，主要以甲状腺功能亢进、突眼和胫前水肿为特征，TRAb 的测定用于该病的诊断。

 观察重点

毒性弥漫性甲状腺肿有甲状腺功能亢进症的症状，包括心悸、怕热、易出汗、焦虑、脾气差、失眠、体重减轻、排便次数增加、月经量少或不来、脱发等，虽然这些症状并不一定会出现，但都是可观察之重点。

另外，患者在罹患病前后或当时，会伴随突眼的困扰，以及颈部甲状腺肿大、下肢肿胀等，也要注意家族病史。

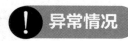 **异常情况**

TRAb升高可能的原因为毒性弥漫性甲状腺肿。

养护重点

· 确立诊断后，应按时服用抗甲状腺药物，或听从医师指示，进行相关治疗。

· 患者怕热，起居场所需注意通风。

◎毒性弥漫性甲状腺肿（Graves's disease）

18世纪末，英国医师 Caleb Hillier Parry 首次描述甲状腺肿大患者同时合并心动过速和心血管系统合并症，但直至1830年，爱尔兰医师 Robert James Graves 提出，甲状腺肿大患者同时合并心动过速和突眼是因为甲状腺异常的假说，他的假说之后也被德国医师Karl Adolph von Basedow 证实，因此在某些欧洲国家该病又被称为巴塞多综合征（Basedow syndrome），而在英美习称"格雷夫斯病"。

抗乙酰胆碱受体抗体
Anti-Acetylcholine Receptor-Antibody：AChRAb

乙酰胆碱是一种神经传递物质，由神经末梢释放出来，它与骨骼肌细胞表面受体结合会引发骨骼肌的收缩。当血液中出现抗乙酰胆碱受体抗体时，会影响正常骨骼肌的收缩，此种疾病称为"重症肌无力"。

■ **检查目的：**主要用于重症肌无力的诊断。

神经末梢释放乙酰胆碱，与骨骼肌细胞表面受体结合刺激骨骼肌收缩，抗乙酰胆碱受体抗体可与骨骼肌细胞表面乙酰胆碱受体结合，影响正常骨骼肌收缩，造成重症肌无力。

 观察重点

注意是否有眼睑下垂、复视、容易疲劳、呼吸或吞咽困难等症状。

此外，胸部放射线透视显示有胸腺瘤，也是观察重点。

➕ **养护重点**

· 重症肌无力严重时会影响正常呼吸，甚至需要呼吸机支持，不可轻视。若吞咽困难，可经鼻胃管进食（鼻饲），以维持充足营养并避免吸入性肺炎。

· 平时维持适度活动，不可过劳。

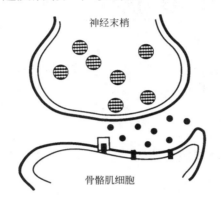

■乙酰胆碱受体　●乙酰胆碱　◨乙酰胆碱受体抗体

胰岛素抗体
Insulin Antibody

胰岛素由胰腺产生，主要是维持体内糖分的恒定，某些疾病或接受外来胰岛素注射的糖尿病患者血中会出现对抗胰岛素的抗体。

■ **检查目的**：胰岛素抗体检查主要用于1型糖尿病患者，或不明原因的低血糖患者。

 观察重点

1型糖尿病为胰岛素依赖型，可发生在任何年龄，但通常发生在儿童及青少年，所以又称为"幼年型糖尿病"。其症状是迅速发生且严重，包括尿频、口渴、饥饿感、视力模糊及疲倦。因为此型患者缺乏胰岛素，血中的葡萄糖越来越高，肾脏会将血中的一部分葡萄糖排泄出去，这一过程会造成很多水分和电解质一起排出，导致尿频及口渴。

另外，由于机体不能利用葡萄糖作为能量，就转向分解蛋白质及脂肪来获得能量，导致机体使用了许多蛋白质及脂肪，因而产生体重减轻现象。

由于脂肪的代谢会产生一些酸性物质，如果这酸性物质太多，就会演变成酮症酸中毒，造成意识昏迷，这是一种紧急状况，需要立即送医院处理。

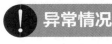 **异常情况**

正常参考值：阴性

	可能的原因
阳性	＊接受外来胰岛素补充治疗（胰岛素治疗效果变差时，需要更大剂量的胰岛素或对胰岛素过敏） ＊胰岛素自身免疫综合征：由于胰岛素自身抗体造成的使血中胰岛素水平极低 ＊嗜糖症，多发生于日本及韩国 ＊1型糖尿病

➕ 养护重点

　　治疗上必须注射胰岛素来维持生命，如果每日接受规律注射，再加上定时的三餐配合以进行食物控制，大部患者可过着和正常人一样有活力及挑战的生活。患者需要控制食物的量、时间和种类，来控制血糖。必须增加纤维素及多糖类食物的摄取，避免单糖类的食物，吃含有纤维素的食物（包括豆类、全谷类及部分水果），以及含多糖类的食物（包括土豆及米饭）。另外，由于糖尿病患者罹患心脏病的概率比较高，所以要减少脂肪及胆固醇的摄取，更要戒烟。运动也是必要的，但要非常小心，必须适当地调整胰岛素剂量、进食量及运动时间，避免发生血糖过低或过高的情况。随时携带方糖，避免低血糖。

 ◎成年迟发性自身免疫糖尿病
又称"1.5型糖尿病"，由于发病年龄较1型糖尿病晚，常被诊断为2型糖尿病。因为自身免疫产生的抗体破坏胰岛B细胞，患者在早期可以通过改变生活习惯合并口服降血糖药物控制血糖。但在6年内，绝大多数患者都应注射胰岛素，临床上区分2型糖尿病与成年迟发性自身免疫糖尿病，主要依赖胰岛素抗体检验。

抗甲状腺过氧化物酶抗体
Anti-Thyroid Peroxidase Antibody : ATPOAb

甲状腺过氧化物酶是甲状腺合成甲状腺素所必需的成分，当体内产生自身抗体时，提示甲状腺曾受到机体免疫系统的攻击。

■ **检查目的：**主要用于甲状腺炎的诊断，除此之外，它也出现于其他自身免疫疾病。

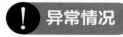 异常情况

	可能的原因
异常	＊慢性淋巴细胞性甲状腺炎（桥本病） ＊其他甲状腺疾病 ＊其他自身免疫疾病 　红斑狼疮 　干燥综合征 　类风湿关节炎 　恶性贫血

 观察重点

注意体重是否有减轻、是否怕热、是否有心悸以及是否出现突眼、颈部甲状腺肿大或疼痛。

养护重点

甲状腺疾病患者通常很怕热，所以最好穿着简单且透气的服装。也要注意环境温度。

补充

◎桥本病

日本医师桥本策（Hashimoto Hakaru）于1912年报道描述了一种特别的甲状腺肿大，他命名为"淋巴瘤性甲状腺肿大"。为纪念他的伟大贡献，欧美国家以他的姓氏命名为"桥本病"，至今他的母校日本福冈市九州大学仍有一条以他的名字命名的街道——桥本路。

抗链球菌溶血素O
Anti-Streptolysin O：ASO

　　链球菌溶血素O是一种A群链球菌所分泌的溶血酶，当人体受到链球菌感染时会产生多种抗体对抗链球菌，抗链球菌溶血素O即是其中一种。

■ **检查目的**：测定血中抗链球菌溶血素O的浓度，可以协助诊断链球菌感染，在急性期及恢复期各测一次效价，如果血中效价在恢复期有上升时，即可确立有近期急性感染。链球菌咽喉炎是一种由链球菌感染所引起的疾病，如果没有治疗，就有可能留下一些后遗症，如关节炎、风湿性心脏病或肾病。

❗ 异常情况

	可能的原因
效价升高	＊细菌性心内膜炎 ＊急性肾小球肾炎 ＊风湿热 ＊猩红热 ＊链球菌咽喉炎

观察重点

由链球菌引起的咽喉痛有一些痒，或是非常痛，尤其在吞咽时。大多患者会伴随38℃以上的发热、头痛、腹痛和颈部淋巴结肿大，有时咽喉痛甚至会转移到耳。

也要注意是否有畏寒、关节疼痛，观察尿量、尿液颜色和血压，以及是否出现不自主肢体动作（舞蹈症）。

➕ 养护重点

· 风湿热患者必须接受长期青霉素预防注射。

· 除抗生素治疗外，休息和运动要平衡，还要妥善控制饮食以维持体重及保持健康。发热时必须补充充足的水分。

· 急性肾小球肾炎急性期患者会有少尿，必须限水、限盐。

梅毒血清检查
Serological Tests of Syphilis

　　梅毒是由梅毒螺旋体所引起的疾病，常通过性接触感染。梅毒是一种全身性疾病，可影响到心脏血管，甚至中枢神经系统。梅毒螺旋体也可以通过胎盘感染胎儿，因此梅毒的诊断相当重要。

　　梅毒螺旋体侵入人体后，人体免疫系统会产生抗体，临床即利用血中的抗体检测来确诊。

■ **检查目的**：主要用于梅毒的诊断和治疗效果追踪。

！异常情况

◎**非特异性螺旋体抗原试验VDRL正常参考值：阴性**

	可能的原因
阳性	感染梅毒（在病程中期敏感度接近100%）
假阳性	＊ HIV 感染 ＊ 莱姆病 ＊ 疟疾 ＊ 系统性红斑狼疮

◎**螺旋体抗原试验正常参考值：阴性**

指标	结果	可能的原因
FTA–ABS	阳性	梅毒
TPHA	阳性	梅毒

观察重点

梅毒在医学上分为四期，当梅毒螺旋体侵入人体黏膜或皮肤经2～4周或更久的潜伏期，就会发生无痛性外生殖器溃疡或腹股沟淋巴结肿大，也会在病原侵入部位形成黄豆大小的硬块，病理上称之为"初期硬结"或"硬下疳"。

当第一期症状完全消失就转为第二期，大约感染后的3周至第3年，症状是在两侧胸腹部会有指甲般大小的浅红色斑点，如果不加理会，2～3周后会自动消失，再经过3周后就会有丘疹性梅毒疹出现，也就是皮肤会隆起红豆般大小的疹子。

感染梅毒后，约过3年，就会进入第三期梅毒，身体某一部分会出现鸡蛋到手掌般大小且较深入内部的发疹，即使治愈，皮肤也会留下瘢痕。如果感染梅毒超过10年，就会进入第四期梅毒，皮肤则不会有发疹现象。

养护重点

· 梅毒可以用抗生素治疗，就医需及时。
· 感染梅毒者，也应同时筛查人类免疫缺陷病毒（HIV）。
· 也要多注意性卫生。

内分泌系统检查
(Endocrine System)

血管紧张素转化酶
Angiotensin Converting Enzyme : ACE

ACE主要的功能为催化"血管紧张素Ⅰ"转为"血管紧张素Ⅱ"的反应。"血管紧张素Ⅱ"作用于血管平滑肌细胞，使血管收缩，也可通过醛固酮增加肾脏盐分及水分的重吸收。ACE主要存在于肺部血管内及细胞表面。

■ **检查目的：** 结节病是一种慢性炎症疾病，会形成类似肿瘤的炎性肉芽组织，最常影响的器官是肺，血中ACE浓度测定通常用于结节病的诊断和病程追踪。

 观察重点

注意体温变化、是否容易疲倦、是否有体重改变，并注意长期的干咳，以及活动时是否呼吸困难。

➕ **养护重点**

定期接种疫苗（肺炎疫苗和流感疫苗），并避免前往公共场所，平日适当运动。

异常情况

正常参考值：< 40μg/L

	可能的原因
升高	＊类结节病 ＊人类免疫缺陷病毒（HIV）感染 ＊呼吸道组织胞浆菌病 ＊糖尿病 ＊甲状腺功能亢进症 ＊淋巴瘤 ＊酒精性肝硬化 ＊戈谢病（Gaucher病，脂质沉积于细胞和器官中） ＊结核病 ＊麻风病
降低	＊慢性阻塞性肺疾病 ＊囊肿纤维化 ＊肺气肿 ＊肺癌 ＊类固醇药物副作用

甲状腺素
Thyroid Hormone

甲状腺素（甲状腺激素）由甲状腺分泌，主要功能为提高新陈代谢率、促进生长和发育，依照其含碘分子数目不同，可分为T4（四碘甲状腺原氨酸）及T3（三碘甲状腺原氨酸）。T4和T3在血中多半与蛋白质结合，因此临床上常需测定"T3"和"游离T4"（未与蛋白质结合，仍具生物活性）。

■ **检查目的：**用于甲状腺疾病的诊断和治疗效果追踪。

 观察重点

· 甲状腺功能减退症的特征包括：容易患上感染性的疾病、肌肉抽搐、会有持久性腰痛、容易淤伤、精神低迷、情绪不稳定、容易觉得冷，以及皮肤干燥、粗糙、苍白，头发稀疏、贫血等。

· 另外也要注意观察体重、脉搏，以及是否有肢体颤抖、畏寒或怕热、容易疲倦、下肢肿胀等。

· 有些药物会影响甲状腺素的分泌，所以要注意所使用的药物。

➕ 养护重点

· 肝病及妊娠会影响血中T3浓度，应测定"游离T3"。

· 甲状腺功能亢进症患者可使用药物、手术或接受放射碘治疗。

此外，戒烟、少喝咖啡和茶，以免心悸、手抖等症状加重。也要减少含碘食物（如海带、海苔、紫菜等）的摄取，避免使用含碘盐，或改用无碘盐。放松心情，不要给自己太大压力和负担。有怀孕计划的妇女，应先和医师商量以决定怀孕时机和是否需调整治疗方法。

• 甲状腺功能减退症患者必须长期补充甲状腺素，不要擅自停药。但长期服用甲状腺素易引起骨质疏松症，应每半年做一次甲状腺功能及骨密度检查。感冒会加重症状，应预防感冒。在饮食方面，采取低热量高纤维饮食，以维持理想体重，并减少便秘。同时应避免摄取过量的十字花科食物，如芥蓝、油菜、菜花、圆白菜、白菜、白萝卜等，因为它们会妨碍碘的利用，进一步抑制甲状腺功能。

！异常情况

T4正常参考值：66 ~ 181nmol/L（51 ~ 141μg/L）
T3正常参考值：1.3 ~ 3.1nmol/L

	T4	T3
升高	＊甲状腺功能亢进症 ＊生殖细胞肿瘤 ＊妊娠、服用避孕药、肝病 ＊碘引起的甲状腺功能亢进症 ＊甲状腺炎 ＊结节性甲状腺肿 ＊绒毛膜肿瘤	＊妊娠，使用避孕药或雌激素 ＊甲状腺功能亢进症 ＊T3甲状腺功能亢进症（少见） ＊甲状腺瘤
降低	＊甲状腺功能减退症 ＊慢性疾病 ＊营养不良 ＊药物	＊慢性疾病 ＊饥饿 ＊甲状腺功能减退症

甲状旁腺素
Parathyroid Hormone：PTH

　　甲状旁腺位于甲状腺旁，甲状旁腺素可刺激破骨细胞释放骨骼中的钙质进入血液中，也可刺激肾脏重吸收及胃肠道吸收钙离子，进而升高血清钙浓度。

■ **检查目的：** 用于体内钙质代谢异常的诊断。

 观察重点

　　• 若甲状旁腺素分泌过多，会导致血钙上升，造成高钙血症，其症状包括神经肌肉症状和胃肠道功能异常，如感觉虚弱、疲劳、肌肉酸痛等，可能还有食欲缺乏、恶心、呕吐、便秘、无法思考、记忆力减退、口渴及多尿等，严重时会出现昏迷。

　　• 另外，甲状旁腺功能亢进的病人较容易发生高血压、消化性溃疡和胰腺炎。而过量的甲状旁腺素使钙质大量释出，会造成骨质疏松。

　　• 此外，由于尿钙增加，容易发生肾结石或磷酸钙在肾脏的沉积，所以要注意尿量、排便习惯、是否有骨骼疼痛和抽筋等情况，当然也要注意既往使用药物。

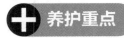 **养护重点**

· 钙质及维生素D的补充必须适量。

· 钙质代谢异常者，通常临床症状不明显（便秘、排尿量增加），必须靠筛查血清钙及血清磷浓度得知。

异常情况

正常参考值：9 ～ 39pg/ml

	可能的原因
升高	＊甲状旁腺肿瘤或多个甲状旁腺增生导致的原发性甲状旁腺功能亢进症 ＊肾功能不全或慢性肾衰竭 ＊高磷血症 ＊成人软骨症 ＊家族性高钙血症 ＊胃肠道吸收不良 ＊妊娠会导致甲状旁腺素分泌增加，导致大量钙质从骨骼中释出 ＊假甲状旁腺功能亢进 ＊佝偻症 ＊维生素D缺乏
降低	＊意外切除甲状旁腺（常发生于甲状腺切除手术）之后 ＊自体免疫疾病 ＊低镁血症 ＊转移性骨肿瘤 ＊摄取钙质过多 ＊颈部放射线治疗 ＊结节病 ＊维生素D中毒

降钙素
Calcitonin

降钙素是由甲状腺内的C细胞（一种神经内分泌细胞）所分泌，与甲状旁腺素功能正好相反，它可以抑制胃肠道钙的吸收与破骨细胞的活动，因此会降低血钙。

■ **检查目的：**临床上降钙素主要用于甲状腺髓质癌和甲状腺C细胞增生的诊断。甲状腺髓质癌是由甲状腺滤泡旁细胞（C细胞）衍生而来，40 岁以后较易发生，女性稍多于男性。

! 异常情况

	可能的原因
升高	＊甲状腺髓质癌 ＊甲状腺C细胞增生 ＊肺癌 ＊胰岛素瘤 ＊其他胰岛素肿瘤 ＊高钙血症（降钙素的释放受血钙浓度的调控）

 观察重点

甲状腺髓质癌患者可能出现颈部肿块、声音嘶哑、吞咽或呼吸困难等症状，也可能会产生类癌综合征如高血压、心动过速、头痛、腹泻等，以及库欣综合征。

注意家族病史。

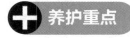 **养护重点**

• 降钙素的血中浓度可用于评估疗效及手术后肿瘤复发检测，患者应定期采血追踪降钙素。

• 少数甲状腺髓质癌患者（25%）是由于遗传性 RET 基因突变，因此可能会同时罹患其他内分泌肿瘤（如嗜铬细胞瘤），因此必须接受进一步的检查。

• 一旦诊断为甲状腺癌，手术切除是最佳的治疗方法。

 补充

◎甲状腺髓质癌

甲状腺髓质癌可合并其他的内分泌肿瘤（嗜铬细胞瘤和甲状旁腺肿瘤），临床上称之为"多发性内分泌肿瘤综合征"，由于嗜铬细胞瘤会造成手术前后高血压危象，危及生命，因此甲状腺髓质癌患者均应接受嗜铬细胞瘤筛查，一旦发现，应优先治疗。

促甲状腺激素
Thyroid Stimulating Hormone : TSH

　　促甲状腺激素由垂体分泌，作用于甲状腺滤泡细胞，可刺激甲状腺素的合成、分泌。促甲状腺激素本身的分泌受到下丘脑促甲状腺激素释放激素的调控。

◎**甲状腺素的合成调控流程图**

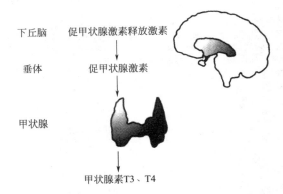

下丘脑　　促甲状腺激素释放激素

垂体　　　促甲状腺激素

甲状腺

甲状腺素T3、T4

　　当甲状腺素过多时，会反馈抑制促甲状腺激素与促甲状腺激素释放激素的释放，以维持甲状腺素的恒定；反之则会刺激促甲状腺激素与促甲状腺激素释放激素的释放，进而刺激甲状腺合成甲状腺素。

■ **检查目的**：用于甲状腺功能异常的诊断及治疗效果评估。

 观察重点

　　甲状腺功能亢进症女性好发，因其功能亢进使新陈代谢率加速，会使心搏加快、心悸，并伴随疲倦、体重降低、怕热、易流汗，女性月经量减少，个性变得急躁，还可能有眼裂扩大、突眼等。

甲状腺功能减退症的患者则会出现嗜睡、体重增加、皮肤头发干燥、便秘等现象，女性会有月经量增加的症状，抽血检查结果和胆固醇（Cholesterol）、甘油三酯（TG）常会升高。部分患者会出现怕冷、说话速度减慢、脸部水肿、皮肤粗糙、反射迟缓、行动缓慢、排汗量减少、记忆力衰退等症状。

所以，体重、脉搏、手部是否不自主颤抖、是否有便秘或腹泻等都需要观察。

同时要注意过往服用药物病史。

! 异常情况

正常参考值：0.3 ~ 5.0mIU/L

	可能的原因
升高	＊先天性甲状腺功能减退症（呆小病） ＊原发性甲状腺功能减退症 ＊甲状腺素抵抗 ＊继发性甲状腺功能亢进症（TSH过多，因而刺激甲状腺分泌过多的甲状腺素）
降低	＊原发性甲状腺功能亢进症 ＊脑下垂体分泌 TSH 不足或下丘脑分泌促甲状腺激素释放激素不足 ＊药物（如注射放射碘）

＋ 养护重点

同"甲状腺素"。

肾素
Renin

当体内缺盐或低血容量时（脱水、出血），肾脏即释放"肾素"于血液中，肾素可让血管紧张素原转为"血管紧张素Ⅰ"，血管紧张素Ⅰ进一步转换为"血管紧张素Ⅱ"，可以刺激肾小管重吸收水分及盐，并让血管收缩。

◎ **血管紧张素系统对人体血压的控制**

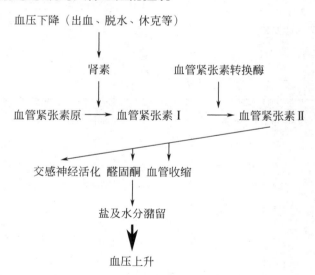

■ **检查目的**：主要用于高血压病病因的诊断。

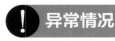

正常参考值：仰卧位0.3 ~ 2.9ng/（ml·h）；

直立位0.3 ~ 5.4ng/（ml·h）

	可能的原因
升高	＊醛固酮分泌不足 ＊肝硬化 ＊原发性高血压 ＊出血 ＊低血钾 ＊肾脏肿瘤 ＊肾动脉高压
降低	＊抗利尿激素治疗 ＊高醛固酮血症 ＊盐敏感性高血压 ＊类固醇药物

 观察重点

肾素的分泌受下列三个主要因素的支配。

· 肾小球入球小动脉的压力：当压力降低时，即体液体积及有效血液体积减小时，肾素分泌增加。当压力增高时，即体液体积及有效血液体积增多时，肾素分泌就减少。

· 钠浓度的变化：当钠浓度降低时，可刺激肾素分泌，反之则可抑制肾素分泌。

· 交感神经活性的高低：当交感神经受到刺激时，肾素的分泌会增加，反之则减少。

肾素的分泌受到有效循环血量的影响很大，在正常情况下，站立、运动、禁盐或其他可使有效循环血量减少的因素可使肾素分泌增加。此外，肾素的分泌也有昼夜节律，上午2～8时最高，正午至午后6时之间最低。因此，判断肾素活性的数值时，要考虑患者的抽血时间、抽血时的姿势及当时的体液状况。

因此，指数异常的患者要多观察血压和脉搏、降血压药物治疗效果及每日尿量，也要注意是否有口渴、皮肤失去弹性等机体脱水现象。

➕ 养护重点

该指数异常就可能是高血压患者，养护方面需要做到如下几点。

1. 定期检查血压。

2. 适量运动，注意体重，维持在理想体重范围内。

3. 饮食方面要限盐、限钠、低油，并增加钾的摄取。

4. 不要抽烟，不要喝酒。

5. 预防便秘。

6. 不要用过冷、过热的水洗澡或泡澡。

7. 要有充足的睡眠和休息，尽量不要焦躁激动。

进行检查前应限制每日盐分摄取量（3g）至少3天。

非药物治疗，无法达到疗效时应持续服用降压药。

醛固酮
Aldosterone

　　醛固酮由肾上腺所分泌，主要的功能是促进肾小管重吸收水分和盐分，排出钾离子，进而增加血容量并可升高血压。

■检查目的：主要用于高血压病的鉴别诊断，由于醛固酮会影响血中电解质的浓度，因此测定醛固酮可以协助电解质紊乱的诊断。

 观察重点

　　要注意血压、脉搏，以及饮食中钠等盐分的摄取。

　　另外，由于醛固酮分泌过多，肾小管对水分及盐分的吸收增加而造成肢体水肿，也是观察重点。

➕ 养护重点

　　• 应定期量血压、适量运动、限盐及控制体重，并定期体检，遵守医师指示接受治疗。

　　• 在冬天应注重保暖。

　　• 养成良好的生活习惯，要有充足的睡眠与休息；每日排便，预防便秘；三餐定时定量，勿暴饮暴食，保持营养均衡；保持心情愉快；限制烟、酒、茶、咖啡等刺激物。

- 检查前应限制每日盐分摄取量（3g）至少3天。
- 非药物治疗，无法达到疗效时应持续服用降压药。

! 异常情况

正常参考值：卧位1 ~ 5ng/dl；

立位5 ~ 15ng/dl

	可能的原因
升高	＊原发性高醛固酮血症 ＊Bartter 综合征（从尿液中大量流失钠离子而刺激分泌） ＊心力衰竭或肾病综合征 ＊钠摄取不足
降低	＊醛固酮分泌不足 ＊先天肾上腺代谢异常 ＊低肾素醛固酮血症 ＊饮食中盐分过高

儿茶酚胺
Catecholamine

儿茶酚胺包括肾上腺素、去甲肾上腺素和多巴胺。其主要由肾上腺髓质所分泌，同时也是交感神经系统的神经递质。儿茶酚胺是人体应对危机的激素，其作用包括心搏加快、心脏收缩力增强、血压上升等。

■ **检查目的：**临床上测定血中或尿液中的儿茶酚胺浓度，用于高血压病因的鉴别诊断。

 异常情况

	可能的原因
升高	*烧伤、剧烈运动、压力（愤怒、焦虑） *神经节母细胞瘤 *神经节、神经元肿瘤 *嗜铬细胞瘤（肾上腺髓质）

 观察重点

在日常生活中注意血压及脉搏情况，是否有头痛、面色潮红。注意既往所使用的抗高血压药物与治疗效果。

·测量尿液中的儿茶酚胺时必须确实收集24h尿液，采集前72h禁食阿司匹林、降压药、香蕉、梨、柑橘类、啤酒、葡萄酒、咖啡、茶、巧克力、可可、香草、核桃，以确定试验结果的可信度。

·注意自己的血压，按医嘱服用降压药。高血压患者应定期量血压、适量运动、限盐及控制体重。

肾上腺素和去甲肾上腺素的最终代谢产物为"香草扁桃酸"（VMA），收集24h尿液直接测定 VMA，可间接了解体内儿茶酚胺的量，协助上述疾病的诊断。VMA 正常参考值：2～9mg/24h。

钠尿肽
Natriuretic Peptide

心房钠尿肽（ANP）和脑钠尿肽（BNP）浓度的测定主要用于急性呼吸衰竭患者的鉴别诊断，协助诊断心力衰竭。除此之外，也用于急性心肌缺血病患者的风险评估。当心力衰竭时，由于水分和钠的潴留，造成心房及心室扩大，因而刺激心房和心室心肌细胞分泌钠尿肽。

钠尿肽本身是一种蛋白质激素，主要由心房和心室所分泌，包括心房钠尿肽（ANP）和脑钠尿肽（BNP）。它的生理功能是让血管扩张和增加尿中钠的排泄，最后的结果会使血压下降。

■ **检查目的：**血中钠尿肽浓度的测定可用于心脏衰竭的诊断和预后的评估。

 观察重点

心力衰竭是因为心脏排血量无法维持机体的代谢所致，是很常见的老年性疾病，其患病率和死亡率都很高，但不容易检测出来。在临床诊断上，心力衰竭的症状及体征可以是疲劳、手脚冰冷、呼吸困难、气促、颈静脉怒张、出现第三心音、吸气啰音、心脏扩大、下肢水肿、肝大，严重时可以出现休克、胸腔积液、腹水、肾功能受损、肝功能受损等。平常会有的症状则是疲倦或无力、运动耐力下降、尿量减少、下肢水肿（尤其是足背、足踝、小腿前方、大腿内侧)、体重增加、呼吸急促、肺积水(咳嗽或哮喘)、无法平躺、无法正常呼吸或活动时呼吸困难。

！异常情况

正常参考值：< 100pg/ml
解读：100 ～ 400pg/ml 为诊断的灰色地带，无法下心力衰竭的诊断；> 400pg/ml 为阳性异常。

➕ 养护重点

· 患者一定要依照医师指示规律服药，没出现症状也要服药，自行服用中药、保健营养品需与医师或药师讨论。

· 在日常生活中要控制水分摄入，每天少于1500ml（含水、饮料、果汁、汤、稀饭、水果等），也要限制盐分，必须注意含盐分的调味料（如味精、酱油），也要注意含盐分较多的食品（如酱瓜、酱菜、烟熏肉类、快餐包、蜜饯、薯片、高盐坚果）等。

· 务必戒烟、戒酒，因为吸烟会增加心脏受损、减少血中氧气含量，让心动过速，过量酒精则会伤害心肌和升高血压，增加心脏负荷。

·饮食方面要多食富含纤维素的食物，少食脂肪、高胆固醇食物、糖分。

·日常生活方面，应该恢复日常活动，如工作、家事、休闲等，但不可过度操劳，要保留体力，区分先后顺序，找空当休息。

·控制体重也很重要，每天固定时间测量体重，最好是早餐前、小便后。减轻体重就可减少心脏负担，同时也要养成规律运动的习惯，因为运动有助于促进血液循环及改善心肺功能，每周3～5次，从5～10min开始，逐渐延长至30min。

抗利尿激素
Antidiuretic Hormone : ADH

　　抗利尿激素由下丘脑分泌，储存于垂体后叶，主要作用于肾脏集合小管，通过调控集合小管细胞对水的通透度，维持体内水分和电解质的平衡。当抗利尿激素分泌过多时，水分重吸收增加会造成"低钠血症"；而抗利尿激素分泌不足时，患者会排出大量稀释尿液，称为"尿崩症"。

■ **检查目的：** 临床上遇到电解质失衡或水分恒定异常时，可测定血中抗利尿激素浓度，协助诊断。

！ 异常情况

正常参考值：0.3 ~ 4.2pg/ml

	可能的原因
升高	＊急性血卟啉病 ＊中枢神经感染 ＊中枢神经肿瘤 ＊肺部感染 ＊肺或纵隔肿瘤 ＊手术后 ＊抗利尿激素分泌异常综合征
降低	＊垂体损伤 ＊尿崩症 ＊饮水过量

观察重点

电解质失衡其实很常见，依照人体电解质种类一般分成五类。

1.高、低血钠。

2.高、低血钾。

3.高、低血钙。

4.高、低血磷。

5.高、低血镁。

其症状可出现胃肠不适、肌无力、低血压、心搏过慢甚至心搏停止。所以要注意观察尿量、尿液颜色、血压及脉搏、体温，以及是否口渴及皮肤弹性变差（脱水）。水与电解质不平衡，常会合并B族维生素缺乏，最常出现的症状就是疲劳。

➕ 养护重点

·注意饮食，摄取足够水分及电解质。

·若有因钠离子或水分不平衡（过多或过少）引发的症状，必须紧急送医。

·尿崩症患者必须补充足够水分，以免脱水。

皮质醇
Cortisol

皮质醇是一种由肾上腺皮质分泌的类固醇激素，主要功能是协助人体面对压力，它可以升高血压和血糖，削弱免疫反应。

■检查目的：皮质醇（过多或过少）可用于评估肾上腺皮质的功能，配合"促肾上腺皮质激素"检查，可以了解肾上腺皮质疾病是原发（肾上腺）性或继发（垂体）性。此外，皮质醇及其合成衍生物常被用于过敏和自身免疫疾病的治疗，因而常会造成肾上腺皮质激素过多的临床症状，因此皮质醇测定可用于此类由于医疗所造成的疾病的诊断与评估。

 观察重点

观察是否感觉特别衰弱、疲累或肢体无力，是否有面部水肿、皮下出血或瘀斑情况。另外，注意腹围是否增加、血糖是否升高，如果有长期压力或睡眠不好时，也要注意。

！ 异常情况

正常参考值：上午8时8.7～22.4μg/dl

	可能造成的原因
升高	＊肾上腺肿瘤 ＊库欣综合征（Cushing's syndrome，使用外来的类固醇） ＊库欣病（Cushing's disease，垂体分泌过多促肾上腺皮质激素） ＊促肾上腺皮质激素过度分泌（肿瘤）
降低	＊肾上腺皮质功能减退症 ＊垂体功能减退症

＋ 养护重点

　　不服用来路不明的药物。注意个人卫生，以减少感染。如服用类固醇药物时，必须遵医嘱服药，不可任意停药或加量。

生长激素
Growth Hormone：GH

生长激素是由垂体释放的蛋白质激素，主要功能为促进蛋白质等的合成，促进细胞分裂、生长和再生。其主要作用在骨骼、肝脏和肌肉。幼年成长期缺乏生长激素会造成生长迟缓，生长激素过多可造成巨人症；发育成熟后生长激素分泌过多会造成"肢端肥大症"。

■**检查目的：**主要用于幼儿期生长迟缓，以及成年人肢端肥大症的诊断。

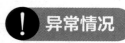 异常情况

正常参考值：男性＜5.0ng/ml，
女性＜10ng/ml，
儿童＜20ng/ml

	可能的原因
升高	＊肢端肥大症 ＊巨人症 ＊生长激素抵抗 ＊垂体肿瘤
降低	＊生长激素缺乏 ＊垂体功能减退（手术切除后、放射治疗）

观察重点

观察幼儿生长进度，生长激素分泌不足的儿童，其四肢躯干比例都很正常，只是比同龄小朋友"小号"许多，由于智力正常、活动力也不错，常被父母忽略，以为只是发育较慢，等到发现时已错过治疗的黄金期。如要了解骨骼发育，可做放射线检查。

成年人罹患肢端肥大症其主要表现为手脚增大、颧骨突出、额头变宽、皮肤增厚、女性月经周期不规律、头痛、手足麻木和刺痛感、糖尿病、心脏疾病、视觉障碍、性欲减退、血压增高、过度出汗和舌增大造成的言语障碍等，及早发现就应及时就医治疗。

此外，注意是否活动力减弱、是否容易疲倦。

➕ **养护重点**

幼儿只要能及早发现，及早予以生长激素补充，通常身高就能正常。

肢端肥大症患者也最好是及早发现及早治疗。另外，患者也常合并高血压、糖尿病及大肠息肉等病症，很多患者甚至是因为出现这些疾病症状才就医的，所以应针对这些问题进行追踪。

 某些医学团体认为生长激素可以抗衰老，但截至目前仍无确切证据显示成年人补充生长激素有助于抗老化。

促肾上腺皮质激素
Adrenocorticotropic Hormone : ACTH

促肾上腺皮质激素由垂体前叶分泌，直接刺激肾上腺皮质分泌皮质醇，皮质醇可以升高血压、升高血糖及减弱免疫反应，皮质醇过多或过少都会引起严重的临床问题。

■ **检查目的：** 当血中皮质醇过多或过少时，临床上同时测定促肾上腺皮质激素，可以协助医师评估肾上腺功能。

 观察重点

大多数肾上腺功能不全患者其症状通常是缓慢且非特异性的，如倦怠、无力感、无精打采、站立性头晕、体重减轻、食欲缺乏等。有些人则表现胃肠症状，如恶心、呕吐、腹泻及腹部绞痛。另外，有些患者会伴随性欲降低，以及妇女月经不规律，甚至无月经等现象。也要注意意识障碍的状况及既往药物使用史。

➕ **养护重点**

· 如果罹患肾上腺皮质功能减退症，会有低血糖和低血压，必须紧急送医。慢性患者必须注意体位性低血压。补充足够水分、电解质和热量。

· 如果是库欣综合征患者，由于长期皮质醇过高，会造成骨质流失，需慎防跌倒。

· 皮质醇会减弱免疫反应，必须严防感染。

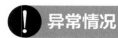 **异常情况**

正常参考值：上午8时10 ～ 60pg/ml

	可能的原因
升高	＊肾上腺皮质功能减退症（皮质醇浓度下降，因此垂体分泌促肾上腺皮质激素刺激肾上腺皮质合成更多皮质醇） ＊先天性肾上腺皮质增生（先天代谢异常造成皮质醇合成异常） ＊库欣病（Cushing's disease，促肾上腺皮质激素分泌过多引发皮质醇合成过多） ＊肿瘤合成过多促肾上腺皮质激素 ＊尼尔森综合征（Nielsen's syndrome，两侧肾上腺切除后所引起的垂体腺瘤增生）
降低	＊库欣综合征（Cushing's syndrome，肾上腺肿瘤分泌过多皮质醇，抑制垂体合成促肾上腺皮质激素） ＊额外补充类固醇 ＊垂体功能减退症

 补充

◎哈维·库欣（Harvey Cushing，1869—1939 年）
库欣医师被誉为20世纪最伟大的神经外科医师，并被认定是现代神经外科医学的奠基者。他发明的许多器械及技术，如自身输血、电烧止血、金属夹止血等，至今仍广泛使用。本书提到的"库欣综合征"和"库欣病"就是为了纪念他在医学领域上的伟大贡献。

C-肽
C-Peptide

　　胰腺先合成前胰岛素，前胰岛素经进一步水解后形成 C-肽和胰岛素，因此测定血中 C-肽浓度，可以间接得知体内胰岛素合成量。

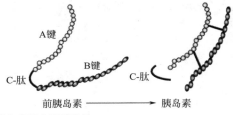

注：C-肽是前胰岛素经水解所释放

■ **检查目的：**主要用于糖尿病患者的评估。

! **异常情况**

正常参考值：空腹 0.5 ~ 2.5ng/ml

	可能的原因
升高	＊血糖过高 ＊胰岛素抵抗（外周组织对胰岛素反应变差） ＊胰岛素瘤 ＊低血钾 ＊妊娠 ＊库欣综合征（Cushing's syndrome） ＊肾衰竭

续表

	可能的原因
降低	＊内在产生的胰岛素减少（慢性胰腺炎、胰腺切除、1型糖尿病） ＊胰岛素补充治疗（抑制体内合成胰岛素） ＊生长素抑制因子

 观察重点

体重过重为胰岛素抵抗（或称为"代谢综合征"）现象。一般糖尿病患者会有体重减轻、口渴、尿多等症状，血糖过低或过高也可能引起意识障碍。

✚ 养护重点

· 通过运动及饮食控制血糖。

· 1型糖尿病患者必须注射胰岛素。

· 糖尿病患者本身容易发生低血糖，家人及患者本身应保持警觉，如果出现心慌、出冷汗、头晕等现象，一定要适时补充糖分。

· 患者应定期检测尿蛋白和糖化血红蛋白。

· 此外，一定要戒烟，以减少心血管疾病的发生。

泌乳素
Prolactin : PRL

泌乳素由垂体分泌，新生儿吸吮乳头可刺激泌乳素分泌，进而刺激乳腺分泌乳汁。当泌乳素过多时，会造成溢乳症。泌乳素可抑制促卵泡激素及促性腺激素释放激素的分泌，造成性腺功能减退、性功能障碍或不孕症。

■ **检查目的：**主要用于溢乳症、男性性功能障碍、不孕症、月经异常的病因诊断，此外也可用于癫痫及心因性抽搐的鉴别诊断。

 观察重点

高泌乳素血症主要常造成无月经、溢乳症、不孕等。

如垂体肿瘤体积过大压迫到视神经，亦有可能造成视力受损；也可影响到垂体其他内分泌功能，也可能因颅内压升高而头痛。

至于无月经、月经次数减少或不孕症等，则大概占女性泌乳素瘤的 90%，月经异常可能发生于溢乳症之前或之后。此外，女性的泌乳素瘤亦可导致其雌激素缺乏、骨密度下降、体重增加和多毛症等。

要注意所使用的药物。

异常情况

男性正常参考值：2 ～ 18ng/ml
未妊娠女性正常参考值：2 ～ 29ng/ml
妊娠女性正常参考值：10 ～ 209ng/ml

	可能的原因
升高	＊病理因素如垂体泌乳素瘤、原发性甲状腺功能减退症等 ＊药物影响，如抗焦虑药等精神科用药、催眠药、麻醉药或服用甲基多巴（降血压药物现在少用） ＊生理影响，如妊娠、哺乳、性交、压力、麻醉等 ＊畏食症 ＊不孕症
降低	＊贪食症 ＊甲状腺功能亢进症 ＊垂体功能减退症 ＊药物（左旋多巴、多巴胺）

➕ 养护重点

· 垂体肿瘤患者若有突发头痛，应紧急送医，诊断是否为肿瘤破裂出血。

· 垂体肿瘤会压迫视神经，影响视力或导致偏盲，应及早就医，以免造成永久性视力缺损。

雌激素：雌二醇 / 雌三醇
Estrogen：E2 / E3

雌激素主要由卵巢发育中的滤泡黄体和胎盘合成分泌，男性和女性体内都有雌激素，但对其浓度女性远高于男性，雌激素主要的生理功能为促进第二性征的发育，在男性则与精子的成熟有关。雌激素依照其结构不同，主要有雌二醇（E2）和雌三醇（E3），未妊娠女性的雌激素是 E2。E3 主要由胎盘产生，是妊娠期间最重要的雌性激素。

除E2和E3之外，还有"雌酮"，雌酮又称E1，主要由卵巢和脂肪组织所分泌，雌酮在人体内半衰期长，可依生理需求转化为E2；此外，雌酮为停经后女性体内唯一的雌性激素。

■ 检查目的：

1.雌酮的检测常用于下列疾病的诊断：卵巢多发性囊肿、子宫内膜异位症、卵巢癌、垂体前叶功能减退症。

2.E2检测用于评估卵巢功能，主要用于停经和不孕症评估。

3.E3检测主要用于高危人群妊娠的追踪。

 观察重点

女性必须注意初次月经年龄、月经周期、女性第二性征发育等情况。卵巢多发性囊肿（多囊卵巢综合征）主要的临床症状包括月经异常、多毛（东方女性较少发生）、体重增加、痤疮合并卵巢呈现多发性的囊肿等。注意进食状况，是否出现畏食征兆。注意年龄，是否已经开始出现心悸、面色潮红等停经综合征。由于肝硬化或卵巢癌皆会造成腹水，所以要观察腹围。

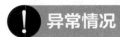

异常情况

E2	男性：＜50pg/ml 女性：卵泡早期30 ～ 60pg/ml，卵泡晚期200 ～ 500pg/ml，黄体中期190 ～ 240pg/ml，绝经后10 ～ 30pg/ml
E3	男性及未孕女性＜2pg/ml，妊娠24 ～ 28周30 ～ 170ng/ml，妊娠28 ～ 32周40 ～ 220pg/ml，妊娠32 ～ 36周60 ～ 280ng/ml，妊娠36 ～ 40周80 ～ 350pg/ml

	可能的原因
升高	＊女性正常月经周期和青春期早期雌激素都可能升高 ＊男子乳腺发育，卵巢、睾丸、肾上腺肿瘤 ＊甲状腺功能亢进症、肝硬化
降低	＊先天性染色体异常、垂体功能减退症 ＊性腺功能不全 ＊畏食症 ＊停经后（E2下降）、多囊卵巢综合征 ＊剧烈运动，尤其上半身的剧烈运动 ＊妊娠濒临流产

养护重点

　　停经综合征者，必要时可服用雌激素。多囊卵巢综合征的治疗主要针对月经异常和不孕症。多半采取服用或注射药物的方式治疗，日常养护最重要的就是要控制体重。另外，患者由于长久闭经，有较高机会罹患子宫内膜增生、子宫内膜癌、高血压、心脏病、血脂过高、糖尿病等疾病，也是要注意的。高危妊娠（子痫、高龄产妇、糖尿病等）者应密切随访。可定期进行盆腔超声波检查以早期发现卵巢肿瘤。

促黄体生成素
Luteinizing Hormone : LH

促黄体生成素由垂体分泌，可刺激女性排卵和卵巢黄体的形成；对于男性，促黄体生成素作用于睾丸，可刺激睾酮的分泌。

■ **检查目的：**主要用于男性不育和女性不孕症的评估，也用于垂体或睾丸/卵巢疾病的诊断，临床上常与"促卵泡素"（FSH，第206页）一起测定。

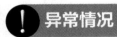 异常情况

成年女性卵泡期：1.5 ~ 14 IU/L
成年女性排卵期：4 ~ 68 IU/L
成年女性黄体期：1 ~ 20 IU/L

	可能的原因
升高	＊性腺功能低下 ＊先天无睾症或睾丸功能不足或睾丸肿瘤 ＊先天性染色体异常（XXY） ＊停经或卵巢功能不足 ＊卵巢多发性囊肿 ＊先天性 X 染色体异常（Turner 综合征） ＊性早熟
降低	＊垂体功能减退症、下丘脑功能不足或缺失 ＊药物影响

观察重点

观察女性月经周期的情况、发育进度。对男性来说，要注意其性器官外观（如大小）、是否仅有一个睾丸等。

患者是否使用雌激素或雄激素，这也是观察重点。

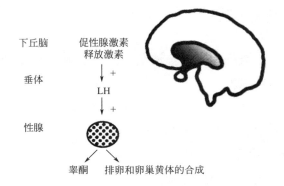 **养护重点**

• 不孕不育的原因很复杂，除了实质器官问题外，压力、环境等因素都有影响，治疗方面当然是寻求专业医师的协助。生活方面，患者应学习放松减压、做好体重管理，并且践行健康的生活习惯。

• 青春期少年应注意营养、作息正常及睡眠充足。

◎**促黄体生成素释放的机制及生理作用**

下丘脑　　促性腺激素
　　　　　释放激素
　　　　　　↓ +
垂体　　　　LH
　　　　　　↓ +
性腺

睾酮　　排卵和卵巢黄体的合成

促卵泡素
Follicle Stimulating Hormone : FSH

与促黄体生成素一样，促卵泡素也是由垂体前叶所分泌。

对于女性，促卵泡素可刺激卵巢，促进卵泡成熟。对于男性，促卵泡素可促进精子的成熟。

■ **检查目的：**促卵泡素主要用于以下情况。

1. 不孕症。

2. 怀疑垂体或性腺功能异常。

3. 青少年发育迟缓。

4. 停经妇女。

 ## 观察重点

观察女性月经周期、月经量及第二性征发育情况。身高也是生长发育的观察指标。

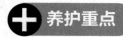

不孕或妇科方面问题的原因很复杂，除了实质器官疾病外，压力、环境等因素都有影响，治疗方面当然是寻求专业医师的协助。生活方面，患者应学习放松减压、做好体重管理，并且践行健康的生活习惯。青春期少年应注意营养、正常作息及保证睡眠充足。

异常情况

年龄段	正常参考值
男性青春期前	＜4.0 IU/L
男性青春期	＜4.0 IU/L
男性成年人	2 ～ 14 IU/L
女性青春期前	＜6 IU/L
女性青春期	＜10 IU/L
女性月经期	2 ～ 23 IU/L
女性停经后	＞15 IU/L

	可能的原因
升高	＊早发停经、早发卵巢老化 ＊女性X染色体异常 ＊卵巢/睾丸切除后的内分泌反应 ＊睾丸功能不足 ＊先天肾上腺代谢异常
降低	＊卵巢多发性囊肿 ＊垂体功能减退症 ＊泌乳素过多 ＊促性腺激素释放激素不足（由下丘脑分泌，直接刺激LH和FSH的分泌） ＊下丘脑疾病（Kallmann syndrome）

孕酮
Progesterone

孕酮是一种类固醇激素，主要由卵巢中的黄体和妊娠期的胎盘所分泌，主要与女性的月经周期、受孕和胎儿发育有关。男性及停经后妇女，孕酮则由肾上腺皮质合成。

■ **检查目的**：孕酮测定可用于不孕症的诊断。连续追踪血中孕酮浓度可知道是否排卵和排卵的时间，或追踪孕酮治疗的疗效。此外，孕酮可用于高危妊娠者产程的监测。

! 异常情况

不同情况	正常参考值
月经周期1 ~ 14天	＜0.92ng/ml
月经周期15 ~ 28天	1.2 ~ 30ng/ml
妊娠早期（1 ~ 3个月）	13 ~ 60ng/ml
妊娠中期（4 ~ 6个月）	40 ~ 130ng/ml
妊娠晚期（7 ~ 9个月）	65 ~ 250ng/ml
停经后	＜1ng/ml
男性	＜0.9ng/ml

	可能的原因
升高	＊妊娠或葡萄胎 ＊卵巢或肾上腺肿瘤 ＊卵巢囊肿 ＊先天肾上腺代谢异常
降低	＊无月经 ＊死胎 ＊卵巢癌 ＊妊娠、子痫

 观察重点

　　孕酮功能不足的常见症状有月经不规则、妇女黄体期高温只有8～10天且不易受孕、经血过多、情绪易激动、容易沮丧和疲劳，以及身体有腹胀、水肿、乳房疼痛、头痛等现象。因此，与症状相关的月经周期、月经频率、腹围等都是观察重点。

　　服药方面，要注意是否服用避孕药或补充雌激素。妊娠妇女则要密切注意是否有胎动减少或消失。

养护重点

・停经综合征患者，必要时可服用雌激素。

・高危妊娠（子痫、高龄产妇、糖尿病等）女性应密切追踪。定期进行盆腔超声波检查以早期发现卵巢肿瘤。

睾酮
Testosterone

　　睾酮是一种类固醇激素，主要由睾丸（男性）和卵巢（女性）分泌，少量由肾上腺皮质分泌。睾酮主要的生理功能是促进蛋白质合成和组织发育，促进肌肉和骨骼成长，参与男性第二性征的发育（生殖器及毛发、胡须）。

■ **检查目的：** 睾酮测定主要用于下列情况。

　　1.青春期生长男童的评估。

　　2.男性不育症或性功能障碍。

　　3.多毛症。

　　4.女性月经不规律。

 观察重点

女性，应观察是否有月经不规律的情形。

男性，应观察男童发育进度，观察毛发分布和浓密稀疏。

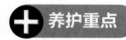 **养护重点**

　　• 发育迟缓者应正常作息，睡眠要充足并摄取足够营养。女性应注意妇科健康。

· 男性不育或性功能障碍者，除了接受药物或激素治疗外，由于睡眠不足会影响睾酮分泌，导致精神不济、性欲降低、精神不集中与疲惫感，所以一定要有充足的睡眠。

！异常情况

男性正常参考值：280 ~ 800ng/dl
女性正常参考值：26 ~ 82ng/dl

	可能的原因
升高	＊雄激素抵抗 ＊先天肾上腺代谢异常 ＊卵巢癌 ＊多囊卵巢综合征 ＊性早熟
降低	＊慢性疾病 ＊青春期发育迟缓 ＊垂体功能减退症 ＊泌乳素肿瘤 ＊睾丸功能不足

补充

◎激素抵抗
20世纪初，美国麻省总医院内科部住院医师威廉·帕森（William Parson）首次描述肾脏对甲状旁腺激素反应异常的患者，此为世界首次报道激素靶器官对激素抵抗的案例。除甲状旁腺外，目前广为人知的代谢综合征也是由于外周组织（骨骼肌等）对胰岛素反应不良，因此虽然患者的血液中胰岛素高于正常人，但临床检查，仍呈现高血糖现象。

7

肿瘤检查
(Tumor)

人绒毛膜促性腺激素
Human Chorionic Gonadotropin : HCG

妊娠期间HCG由发育中的胎儿及后期胎盘合成释放，主要功能为维持卵巢黄体的功能，以维持足够的孕酮水平。

■ **检查目的**：HCG可用于妊娠早期诊断和绒毛膜疾病的检测。早期妊娠也可以通过测量尿HCG确诊。

 观察重点

观察月经周期是否正常、是否有阴道不正常出血。

 检测HCG无法完全排除卵巢或睾丸肿瘤，它仅是整个诊断过程的一个环节而已。

 异常情况

	正常参考值
男性及未妊娠妇女	< 5IU/L
妊娠24～28天	5～100IU/L
妊娠4～5周	50～500IU/L
妊娠5～6周	100～10000IU/L
妊娠14～16周	12000～270000IU/L

	可能的原因
升高	＊妊娠或葡萄胎 ＊多胎妊娠 ＊男性或未妊娠妇女罹患生殖细胞肿瘤（卵巢癌或睾丸癌）、胃肠道肿瘤或肝癌、肺癌
降低	＊宫外孕 ＊自然流产

前列腺酸性磷酸酶
Prostatic Acid Phosphatase : PAP

前列腺酸性磷酸酶（PAP）是一种磷酸酶，在酸性环境下活性最高。前列腺酸性磷酸酶由前列腺分泌，前列腺癌患者血中的 PAP 会升高。

■ **检查目的：**主要用于前列腺癌的筛查和治疗效果的评估。

 异常情况

正常参考值：< 3ng/ml

	可能的原因
升高	＊前列腺癌及前列腺癌合并转移（特别是骨骼） ＊前列腺炎 ＊前列腺受到直肠镜、灌肠、前列腺按摩等外界刺激 ＊ Paget 病（骨骼疾病，以骨疼痛为早期症状） ＊甲状旁腺功能亢进症 ＊戈谢病（遗传性疾病，以脂类沉积于细胞和特定器官为特征）

 观察重点

年龄大的男性常有前列腺肥大的情况，但是多半属于良性的前列腺增生。良性和恶性肿瘤的症状有很多相似之处，其可能的症状有：排尿前有急迫感、排尿开始时有困难、排尿时会刺痛、尿频

（特别是在晚上）、排尿后仍会漏尿、排尿时疼痛并带血。

如果有以上任何症状，请找医师检查。

其他病症，要观察是否有骨骼疼痛及体温状况。

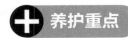

· 医师治疗前列腺癌通常会综合几种不同的方法，包括外科手术、放射治疗、激素治疗、化学治疗（但比较少）或不治疗（但应做定期检查），以达到最好的效果。

· 在日常生活中要适时补充水分，养成定时排尿习惯、不要憋尿以减少感染机会。

目前临床多采用前列腺特异性抗原（PSA，第218页）筛查前列腺癌，PAP用得较少。

前列腺特异性抗原
Prostate Specific Antigen：PSA

PSA是一种多糖蛋白，几乎全由前列腺分泌，主要功能为使浓稠的精液液化，以使精子可以自由活动。正常情况下，血中仅含有极少量 PSA，但患前列腺癌及其他前列腺疾病时则PSA会有明显上升。

■ **检查目的：**PSA测定主要用于前列腺癌的诊断、治疗后疗效追踪和检测预后。

 观察重点

前列腺癌患者通常会有排尿障碍，如排尿前有急迫感、排尿困难、排尿时会刺痛等症状，也会有尿频、遗尿、血尿等症状，也可能因为骨转移而出现背痛。

➕ **养护重点**

男性50岁以上者，建议每年接受肛门指检及查血PSA，以早期发现前列腺癌。若有前列腺癌家族病史，应将此检查提前到40～45岁。

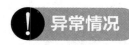

正常参考值：< 4.0 ng / ml

	可能的原因
升高	＊前列腺癌 ＊前列腺癌手术后复发转移 ＊其他非恶性前列腺疾病

PSA > 10ng/ml，高度怀疑前列腺癌（> 67% 的概率）。

PSA介于4.0 ～ 10.0ng/ml，前列腺癌可能性低（25% 左右的概率），多为前列腺增生、前列腺炎。

PSA介于4.0 ～ 10.0ng/ml的患者，可加测"游离PSA"，即计算"游离PSA/总PSA比值"。前列腺癌患者的游离PSA会减少。

PSA数值正常者也不能完全排除前列腺癌的可能性，少数前列腺癌患者的血中PSA数值仍在正常范围。

甲胎蛋白

α-Fetoprotein : AFP

甲胎蛋白由胎儿的卵黄囊和肝脏合成，其生理功能与成年人血中的白蛋白类似。

■ **检查目的：** 甲胎蛋白常与羊膜穿刺合并实施，用来发现胎儿先天畸形；除此之外，血中甲胎蛋白试验也可用于肝癌等的筛查和病程追踪。

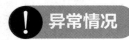 异常情况

正常参考值：< 20ng/ml（成年人及未妊娠女性）

	可能的原因
升高	＊睾丸、卵巢、胆道、胃或胰腺等部位的癌症 ＊肝硬化和肝癌 ＊恶性畸胎瘤 ＊肝炎恢复期
妊娠妇女升高	＊胎儿先天畸形的无脑症等 ＊十二指肠闭锁 ＊脊柱裂 ＊先天性心脏病（法洛四联症） ＊先天性X染色体异常 ＊脐膨出 ＊胎儿死亡、多胎

观察重点

甲胎蛋白是诊断肝癌最简单方便的方法。肝癌初期患者没有症状，到末期才会很痛。有时癌组织长到胆管内造成黄疸，有时癌组织长到血管内再长到心脏造成心力衰竭，有时癌组织会造成不明原因的发热。癌组织有时突然破裂，造成急性腹痛、腹腔内出血、休克，也会使腹围增加。有时只是肝脏不停长大，会在上腹部摸到肿块。肝癌也会加重肝硬化的表现，造成肝功能衰竭。

有时肝脏本身无症状，肿瘤块转移到脑部造成类似脑瘤或脑卒中的症状，转移到骨头造成骨折或疼痛，转移到胸部造成咳嗽或气喘。这些都是可观察的症状。

孕妇则要注意月经周期、妊娠周数。

➕ 养护重点

肝癌的筛查不可仅靠血中甲胎蛋白浓度，必须配合腹部超声检查。除甲胎蛋白外，血中PIVKA-Ⅱ浓度也可以用于肝癌的筛查，其敏感度较甲胎蛋白高。

补充

◎ PIVKA-Ⅱ

PIVKA-Ⅱ实际是一种不正常的凝血酶原，凝血酶原在肝细胞中合成，并经由一系列后续酶的作用，成为具生物活性的凝血蛋白释入血液中，但由于肝癌细胞本身先天的缺陷，因此凝血酶原未经任何后续处理即释放入血液循环，临床上可用PIVKA-Ⅱ的浓度诊断及监测肝癌的发展。最近的研究显示，PIVKA-Ⅱ检验的敏感度可达83%。

鳞状细胞癌抗原
Squamous Cell Carcinoma Antigen : SCC Antigen

鳞状细胞癌抗原（SCC抗原）是一种存在于上皮细胞的糖蛋白，鳞状细胞癌患者和非急性鳞状上皮病患者，血中的SCC抗原浓度会升高。

■ **检查目的：** 主要用于鳞状细胞癌治疗后追踪，治疗后SCC抗原降低代表治疗有效，再度升高则代表癌症复发。

健康人的唾液、汗液及呼吸道分泌物含有大量的SCC抗原，因此在采集血液时应避免污染，当试验显示SCC抗原升高时，应重复采血进行检测，以排除污染的可能性。

 观察重点

鳞状细胞癌可发生于任何器官的鳞状上皮，如皮肤、口腔黏膜、鼻咽、子宫颈、气管、食管等。临床上不同部位会有不同的表现，如皮肤肿块、口腔溃疡、鼻塞、流鼻血或颈部耳后淋巴结肿大。观察女性阴道是否有不正常流血，如在每次月经之间、停经后或性交后出血；另外，也要观察是否有慢性咳嗽、咯血、吞咽困难、体重减轻等情况。

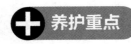 **养护重点**

由于皮肤鳞状细胞癌与紫外线直接关联，所以基本预防方法就

是减少接触紫外线的机会。而戒烟、戒酒、戒槟榔是预防食管癌、鼻咽癌、肺癌和口腔癌的根本方法。子宫颈癌的预防则必须靠定期子宫颈涂片筛查（宫颈TCT），年轻女性可接种子宫颈癌疫苗，预防子宫颈癌的发生。

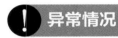 **异常情况**

正常参考值：< 2.2ng/ml

升高的可能原因	升高比例/%
健康受试者	3
子宫颈癌第一期	31
子宫颈癌第二期	51
子宫颈癌第三期	68
子宫颈癌第四期	82
头颈部鳞状细胞癌	80
食管癌	31
肺鳞状细胞癌	46
肝硬化	22
肾衰竭	86
子宫内膜异位症	11
肝炎	11
肺结核	29
盆腔感染	8
肺炎	38

注：其他如湿疹、天疱疮、体癣等患者SCC抗原也会升高。

 SCC抗原试验不可单独用于鳞状细胞癌的诊断，需配合其他检查结果，如切片、细胞学和组织病理检查进行判断。

细胞角质蛋白片段
Cytokeratin Fragment : CYFRA21-1

　　角质蛋白（角蛋白）是构成细胞骨架的主要成分，人体细胞中依据角质蛋白分子量及所带电荷不同约有19种角质蛋白，上皮细胞中含4种角质蛋白：角质蛋白7、角质蛋白8、角质蛋白18、角质蛋白19，其中角质蛋白19可与单株抗体结合，利用此项特性可测量血中细胞角质蛋白片段19的浓度。

■**检查目的：**细胞角质蛋白片段19可自上皮细胞释放于血液中，利用CYFRA21-1试验可以检测其浓度，临床上可用于上皮细胞源性癌症的诊断。

！ **异常情况**

正常参考值：< 3.3ng/ml

	可能的原因
升高（恶性疾病）	＊非小细胞肺癌（鳞状细胞癌、肺腺癌） ＊子宫颈癌 ＊食管癌 ＊膀胱癌
升高（非恶性疾病）	＊肺部疾病 ＊肝硬化 ＊肝炎

观察重点

注意是否有慢性咳嗽、体重减轻、咯血、吞咽困难、阴道异常出血、血尿、口腔溃疡等相关疾病现象。

 养护重点

癌症患者应维持正常生活作息，注意营养。

 ◎神经元特异性烯醇化酶（neuron specific enolase, NSE）

NSE可用于癌症患者治疗效果的评估及检测治疗后复发。血中NSE浓度在下列疾病中可升高。

1. 小细胞肺癌。
2. 神经母细胞瘤。
3. 甲状腺髓质癌。
4. 神经内分泌肿瘤：类癌（胰腺神经内分泌肿瘤、黑色素细胞癌）。

糖类抗原19-9
Carbohydrate Antigen 19-9 : CA19-9

CA19-9最早（1981年）于大肠癌及胰腺癌患者血中浓度升高而发现。CA19-9存在于某些癌细胞表面，会脱落释放入血液中，可以作为临床肿瘤标志物。

■ **检查目的：** 主要用于胰腺癌的辅助诊断和疗效病程追踪。

 观察重点

由于胰腺在人体的位置很深，早期的胰腺癌几乎没有任何症状，通常都是肿瘤大到相当程度后，人们才知道事态严重。"上腹疼痛"是胰腺癌最为常见的临床症状，而且有时"疼痛"会放射至背部。"右上腹疼痛"表示病变可能在胰腺头部，"左上腹疼痛"表示病变可能在胰腺尾部。另外，腹部疼痛与姿势有关，一般患者在平躺或伸直脊柱时，疼痛会加剧，因此患者在疼痛时常会将脊柱弯曲，整个身体会缩成虾米状，此时腹痛的症状可稍微缓解。胰腺癌的典型症状还有以下几点。

* 持续性腹泻或粪便呈灰白色。
* 明显的体重减轻，如食欲缺乏、恶心、呕吐或疲倦等。
* 出现黄疸：这多半是胰腺癌的晚期症状，其可能原因是胰腺的肿瘤压迫到胆总管，或肿瘤已转移到肝脏所致。

这些不仅是胰腺癌的症状，有时急、慢性胰腺炎也有可能会出现这些症状。总之，当身体有任何的不适，最好是寻求专科医师找出病因，以抓住最佳的治疗时机。

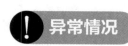 **异常情况**

正常参考值：< 40U/ml（微量 CA19-9 可在正常健康人血中检测到）

	可能的原因
升高	＊胰腺癌或腹部癌症如大肠癌、胃癌、胆囊癌等 ＊胰腺炎 ＊胆结石 ＊囊肿纤维化 ＊肝脏疾病 ＊肺癌

➕ **养护重点**

　　胰腺癌的症状通常不明显，等到有明显疼痛症状时，往往已是晚期，错失了手术治疗的黄金时机，故胰腺癌又常被称为"沉默的杀手"。心态上，建议患者与家人间能彼此坦诚沟通心中焦虑害怕的事情，让心中压力得到舒缓，也可让彼此心中得到真正需要的支持。胰腺癌目前治疗效果不佳，但与大部分癌症一样，最佳处理方法就是早期诊断、早期治疗。胰腺癌不容易预防，但对于高危人群（包括抽烟者、饮酒者、饮食中摄取肉类或脂肪比例偏高者、糖尿病患者等）最好能做定期检查，以获得早期诊断，使治疗率能进一步提升。

补充

1.血中CA19-9浓度在部分胰腺癌患者（30%）不会升高，因此CA19-9并不适用于临床筛查，常应用于疗效评估（治疗有效时血中CA19-9浓度下降）及检测复发（CA19-9降低后又再度上升）。
2.CA19-9升高可在非癌症患者中出现，因此当CA19-9升高时，应进一步检查，不必惊慌。
3.在缺乏Lewis（红细胞表面的血型蛋白）抗原的人，即使胰腺癌体积很大，血中CA19-9也不会升高。

糖类抗原125
Carbohydrate Antigen 125 : CA125

CA125是一种多糖蛋白，主要存在于细胞表面，分布于角膜、结膜、呼吸道和女性生殖器上皮，当这些组织出现不正常分化增殖时，血中的CA125浓度就会升高，因此可作为肿瘤标志物。

1981年，医师利用单克隆抗体检测发现，其中一种OC 125可与卵巢癌细胞上的抗原发生反应，这种可被OC 125检测出的抗原，就是CA125，因此CA125发展成为用于卵巢癌诊断和病程追踪的工具。

■ **检查目的：**血中CA125浓度主要用于妇女卵巢癌的辅助诊断及病程追踪。

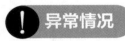 异常情况

正常参考值：< 35U/ml或< 35000U/L

	可能的原因
升高	＊卵巢癌 ＊子宫内膜异位症 ＊子宫肌瘤 ＊妊娠 ＊腹膜炎

 观察重点

早期癌症细胞局限在卵巢时，通常没有任何症状。当逐渐长大

的肿瘤压迫到邻近器官时，一些轻微症状就会出现，但是常常被误以为是胃肠道症状，如下腹部不适、消化不良、恶心、食欲缺乏。当肿瘤大到压迫肠道或膀胱时，就会引起便秘及尿频，因此妇女若一直觉得腹部不适，又找不出病因时，可做骨盆内诊、腹部或阴道超声检查。如果发现卵巢肿大或呈现囊肿，就要进一步检查。

➕ 养护重点

卵巢癌截至目前并无有效的预防方法，但有一些方法可以降低其发生风险。

1.避孕药可降低卵巢癌发生风险，但会增加乳腺癌、深部静脉血栓或肺栓塞的发生风险。

2.两侧输卵管结扎可以降低其发生风险，但会造成不孕。

3.家族成员（姐妹、母亲、女儿、祖母、姑妈或阿姨）罹患卵巢癌时，应接受BRCA基因检查，评估自己未来罹患卵巢癌的风险。

4.有BRCA基因变异处于高卵巢癌风险的患者，可考虑卵巢和输卵管切除，但会造成提早停经，发生心血管疾病和骨质疏松的风险升高。

一旦发现卵巢癌并证实后，应与医师讨论病情决定治疗方案，此时应注意营养均衡充足的饮食，以储备体力，避免营养失调。

补充

1.卵巢癌患者只有79%会被发现血中CA125升高，也就是说，CA125浓度正常，并不代表无卵巢癌。

2.即使发现CA125升高，也不等同于卵巢癌，有许多非恶性疾病也会让血中的CA125升高，因此抽血发现CA125升高，不必沮丧慌张，应进一步接受检查。

糖类抗原15-3
Carbohydrate Antigen 15-3 : CA15-3

CA15-3存在于多种癌细胞的表面，它会自细胞表面脱落进入血液中，因此测定血中CA15-3可以间接了解癌细胞的活动。

■ **检查目的**：CA15-3主要用于监测乳腺癌治疗后的疗效和检测乳癌的复发。由于CA15-3本身的敏感度和特异性使其无法成为乳腺癌筛查的工具，因为早期乳腺癌患者的血中CA15-3浓度通常不会升高。

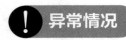 异常情况

一般而言，CA15-3的数值越高，癌症的范围越广，肿瘤也越大。

	可能的原因
升高	＊乳腺癌 ＊肝癌、肝硬化 ＊胰腺癌 ＊肺癌 ＊大肠癌

 观察重点

早期乳腺癌患者大部分无症状，不会疼痛，但当癌细胞不断生长时可能产生以下异常现象，发现时应立即寻求专科医师诊断。

1.任何无痛性肿块。

2.乳房外观改变，如凹陷或凸出。

3.乳房皮肤有橘皮样的变化、湿疹、红肿或溃烂。

4.乳头有异常分泌物。

5.乳头凹陷。

6.腋下淋巴结肿大。

另外，也要注意家族病史。

➕ 养护重点

学习自我检查乳房，早期发现疾病。定期接受乳房钼靶摄影或超声检查。有家族成员罹患乳腺癌者，更需小心。平时宜食用高纤维素少油食物。

人类表皮生长因子受体
Her-2 / neu

  Her-2/neu 是一种致癌基因，它合成的蛋白质位于细胞表面，主要功能是接受生长因子的刺激，促进细胞增生。但在正常细胞 Her-2/neu 的基因表达相当低，如果在乳腺癌细胞 Her-2/neu 的表达增加，癌细胞会分裂得更快，而且对抗激素治疗或化疗反应较差。因此这种检测可用于乳腺癌患者的风险分级和临床治疗计划的拟订。

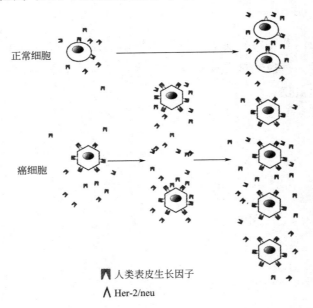

正常细胞

癌细胞

▲ 人类表皮生长因子

Λ Her-2/neu

  ■ **检查目的：**通过针吸或切片取得乳房肿瘤组织，利用免疫组织化学方法检测 Her-2/neu 蛋白质的有无，也可抽取血液检测 Her-2/neu 浓度，但其提供的信息不如组织切片可靠。

异常情况

呈阳性：乳腺癌细胞侵略性强，容易复发，可考虑针对Her-2/neu的标靶治疗（Herceptin）。

观察重点和养护重点

同糖类抗原15-3。

雌激素受体/孕酮受体

Estrogen Receptor : ER/ Progesterone Receptor : PR

ER和PR位于细胞表面，可与雌激素或孕酮结合，促进细胞生长和分裂。

■ **检查目的：**ER和PR的检测需乳房肿瘤组织（针吸细胞、细胞切片、肿瘤组织切片），其结果可用于乳腺癌预后的评估。

 观察重点

同糖类抗原15-3。

 异常情况

	整体存活	预后	抗激素疗法
ER阳性（＋）	好	好	反应较佳
PR阳性（＋）	坏	坏	反应较差

附注：

	抗激素疗法反应
ER阳性（＋） PR阳性（＋）	75%～80%
ER阳性（＋） PR阴性（－）	45%～50%

续表

	抗激素疗法反应
ER阴性（－） PR阳性（＋）	25% ～ 30%
ER阴性（－） PR阴性（－）	≤ 10%

癌胚抗原
Carcinoembryonic Antigen : CEA

　　CEA是一种多糖蛋白，与细胞吸附有关。CEA仅在胎儿发育时存在，出生后CEA的合成即停止，除吸烟者或少数良性疾病（炎症性肠道疾病）患者外，血中CEA升高通常代表癌症存在，是胃肠道肿瘤的重要指标。

■ **检查目的：**由于CEA升高代表癌症存在，临床上 CEA 被用作肿瘤标志物，用于辅助癌症的诊断。

 观察重点

　　要观察粪便颜色看是否有血，注意排便习惯是否改变、体重是否减轻，以及是否已经产生肝转移的黄疸现象。家族病史也是观察重点。

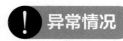 **异常情况**

正常参考值：成年人不吸烟＜2.5ng/ml，成年人吸烟＜5.0ng/ml，非恶性疾病通常不高于10ng/ml。

	可能的原因
升高	＊直肠癌、大肠癌合并肝转移 ＊乳腺癌 ＊肺癌

续表

	可能的原因
升高	＊癌症合并骨转移 ＊非恶性肝脏疾病 ＊胰腺疾病 ＊吸烟 ＊老龄化

➕ 养护重点

· 定期接受血中CEA及粪便隐血检验。

· 少食肉类，多食高纤维食物，减少大肠癌的发生。

· 家族成员有罹患大肠癌者，必须提高警惕，定期接受直肠镜或大肠镜检查。

正电子发射体层摄影

Positron Emission Tomography: PET

正电子发射体层摄影不同于传统放射线检查、超声、计算机体层摄影（CT）和磁共振（MRI）。传统影像医学仅提供解剖学结构的讯息，可以提供功能性的讯息。目前使用最为广泛的领域是癌症的定位及其侵犯程度评估。患者接受少量具放射活性的葡萄糖衍生物（PDG），由于癌细胞的增生迅速，因此会摄取更多的葡萄糖供代谢之用。通过影像的不同可与周围正常组织做出区别，正电子发射体层摄影可配合计算机体层摄影（CT）的影像，提供更精确的定位。

■ **检查目的：** 正电子发射体层摄影可用于下列情况。

1.评估大脑血流和代谢活动。

2.癫痫患者大脑功能的评估。

3.筛查临床无症状的癌症。

4.癌症分期（癌细胞侵犯程度）。

5.评估心脏血流状况，协助缺血性心脏病的诊断。

6.评估心肌的状况（正常、缺血冬眠中、死亡），可供心脏外科医师决定冠状动脉旁路（搭桥）移植手术的可行性和风险。

正电子发射体层摄影会受到血糖数值的影响，因此对于糖尿病患者，判读正电子发射体层摄影结果必须小心。

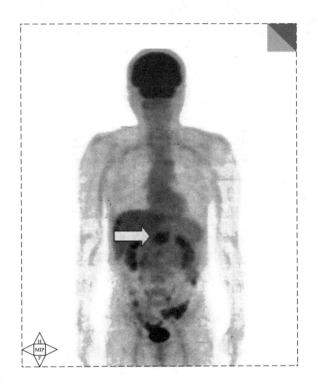

正电子发射体层摄影箭头显示胰腺部位有FDG摄取增加，结果证实是胰腺癌。

肿瘤标志物（Tumor Marker）在临床的应用

肿瘤标志物本身不能用于癌症的确诊，癌症的最终诊断是在显微镜下直接看到癌细胞（组织切片、针吸细胞、血液涂片等），然而肿瘤标志物在下列情况，仍有其价值。

1.癌症筛查　绝大多数的肿瘤标志物并不适用于筛查临床无症状的人，肿瘤标志物敏感度不够高，待肿瘤长到相当大小，甚至发生转移时，血中肿瘤标志物浓度才会升高。完全依赖肿瘤标志物，往往会延误病情，少数肿瘤标志物如PSA（第218页）可用于筛查高癌症风险的受试者。

2.癌症诊断　肿瘤标志物可用于辅助癌症的诊断，如CA125（第228页）升高合并卵巢肿瘤，应优先考虑卵巢癌。

3.癌症分期　癌症侵犯的程度可以由肿瘤标志物升高的程度间接得知。

4.协助拟订治疗计划　如乳腺癌的治疗，Her-2/neu（第232页）可以协助医师选择最有利的治疗。

5.医疗评估　肿瘤治疗后（手术切除、放射线治疗和化学疗法等），若有效，肿瘤指数会降低甚至降为正常。

6.癌症复发检测　肿瘤标志物水平在治疗后下降，追踪期间又再度升高，提示癌症可能再次复发。

◎其他肿瘤标志物

肿瘤标志物	癌症	其他阳性情况	标本	临床应用
β-2微球蛋白（B2M）	多发性骨髓瘤淋巴瘤	炎症性大肠疾病肝炎	血液	预后评估
嗜铬粒蛋白A（CgA）	神经内分泌肿瘤（如嗜铬细胞瘤）	肝炎慢性阻塞性肺疾病胰腺炎吸烟	血液	辅助诊断
膀胱癌抗原（BTA）	膀胱癌	—	尿液	协助诊断和追踪
CA72-4	卵巢癌	结肠直肠癌胃癌乳腺癌胰腺癌	血液	协助诊断与CA125合并检查
S-100TA-90	黑色素细胞瘤合并转移	—	血液	协助诊断
可溶性间皮素相关肽（SMRP）	间皮瘤	—	血液	监测病情进展
前列腺特异性膜抗原（PSMA）	前列腺癌	老年人	血液	协助诊断
胃泌素释放肽前体（Pro-gastrin releasing peptide，ProGRP）	小细胞肺癌		血液	协助诊断
弹力蛋白酶（Elastase）	胰腺癌	急性或慢性胰脏炎	血液	协助诊断
Sialyl Lewis（X）（SLX）	非小细胞肺癌	卵巢癌胰腺癌胆管癌	血液	协助诊断

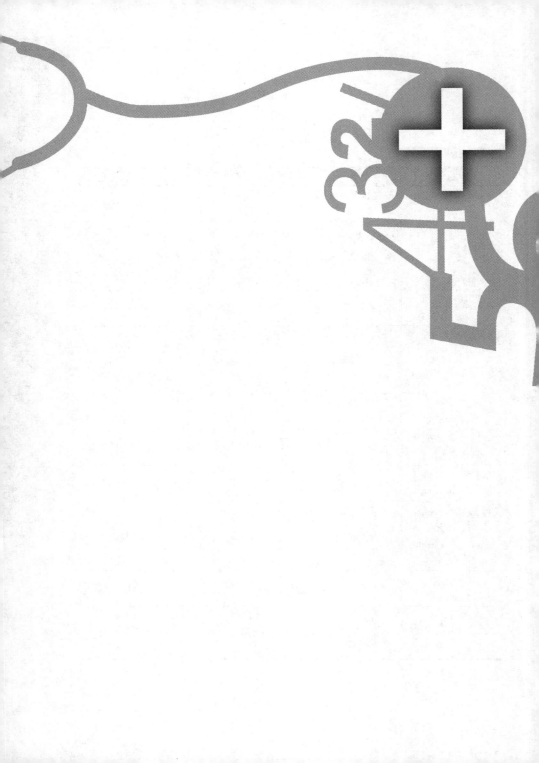

8

功能性检查
(Physiological Function)

心脏超声
Echocardiography

利用超声的特性及多普勒原理可直接观察心脏的内部结构，以及心脏内外部大血管血流方向和流速。

■**检查目的：**主要为心脏结构及功能做评估。心脏超声检查可分为下列几项。

1.M 型超声。

2.二维超声。

3.多普勒超声。

4.彩色多普勒超声。

5.组织超声。

6.三维超声。

!　**异常情况**

1.心脏内部腔室扩大及收缩功能异常，心脏超声可以直接测量左右心室和左右心房内径，观察大血管（胸主动脉和肺动脉等）、心脏瓣膜开关的动作及外表形态（二尖瓣、三尖瓣、主动脉瓣、肺动脉瓣），以及心室厚度和收缩/舒张功能。除此之外，对于先天性心脏病等，可直接观察结构性异常（房间隔或室间隔缺损）。

2.利用全彩多普勒及多普勒超声，可直接观察心脏内部及大血管的血流方向和流速，来评估瓣膜功能（狭窄或关闭不全的严重程度)、先天性心脏病结构异常造成的不正常血流，甚至心排血量等。

　　3.多普勒超声可用于评估心室舒张功能和瓣膜功能，协助临床诊断。

　　4.组织超声和三维超声，可鉴别心肌特性及将平面影像重建为三维接近真实的影像。

补充

1.经胸部超声为非侵入性诊断，安全且不会造成任何不适。
2.经胸部超声会受到患者体型及肺部疾病的影响，造成影像质量不良及判读困难，因此发明了经食管超声，提供了更高质量的超声影像。

心脏压力试验
Cardiac Stress Test

当心脏搏动加快和收缩力增强时，心肌耗氧量增加，冠状动脉会扩张以增加血流供心肌使用，但如果冠状动脉硬化狭窄时，血管扩张有限，因此无法提供足够血量（氧气）给心肌，临床上即会产生心肌缺氧（心绞痛）。由于我们无法直接测定冠状动脉的血流，因此利用心电图（心肌缺氧会造成心电图变化）、放射线同位素（同位素铊201在心脏的分布区域）和心脏超声（心肌缺氧时收缩会变差），来间接反映心肌缺氧的程度。而在临床实验室中利用运动（履带跑步机或骑脚踏车）、血管扩张药（血管扩张药可扩张冠状动脉，但有硬化狭窄的动脉反应较差，因此会造成血液流入较正常的血管）和强心药（加快心搏，增强收缩力，增加耗氧量）等方式诱发心肌缺氧，如此可用于缺血性心脏病的诊断。

■ **检查目的：** 主要用于评估缺血性心脏病，以确立诊断。

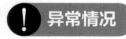 **异常情况**

心脏压力试验	敏感度	特异度
运动心电图	67%	70%
铊201心肌灌注扫描	81%	85%～95%

 观察重点

当发生以下症状时就应考虑是否有缺血性心脏病。

• 饱餐后、剧烈运动后、天气冷或情绪激动所引发的胸痛。会往前传导到手臂，往后传导到后背的胸痛。

• 一直有胃痛、牙痛、心下痛、胸闷、胸痛，有服药治疗却经常反复发作，找不到病因。

不过，如果心脏发生缺氧等现象，平常不一定会有症状，尤其是年龄大的人或是糖尿病患者，他们有可能只是体力下降，爬几层楼梯就会觉得喘，一般心电图也可能检查不出来，必须通过运动心电图来检查。因此，千万不要认为自己没有心脏病症状，就一定没有心脏病变。糖尿病患者心绞痛时常以运动时咳嗽的形式表现，这是因为心肌缺氧直接造成肺水肿，因此患者会咳嗽，必须特别注意。

✚ 养护重点

缺血性心脏病的生活调养包括以下几方面。

1.节制的饮食：少盐、少糖、少油，多食蔬菜，少食富含饱和脂肪酸的动物性油脂及动物内脏。

2.戒除烟酒，保持情绪的稳定。

3.必须控制好糖尿病、高脂血症及高血压，以减缓动脉粥样硬化的程度，降低并发症发生的概率。

4.规律运动并避免心脏负荷过重。

1.心脏压力试验利用各种方式诱发缺氧，因此有潜在造成急性心肌梗死的风险。
2.临床症状仍是诊断的第一步，实验室检查不能完全取代传统问诊和体格检查。

CT 冠状动脉造影
CT Coronary Angiography

新一代计算机体层摄影（CT）每分钟可以获取至少256张影像，因此可用于评估心脏表面的冠状动脉、血管壁结构和狭窄程度，显示血管阻塞部位、阻塞程度及侧支循环等情况，诊断冠状动脉有无阻塞。

■ **检查目的：** 依据目前欧美临床医学会建议，CT冠状动脉造影主要用于下列情况。

1.适用于疑似缺血性心脏病患者（无法耐受心电图运动负荷试验，运动心电图或其他心肌灌注扫描无法提供准确结论，胸痛但心电图和心肌酶检查均无异常发现）的诊断。

2.心脏衰竭患者的病因诊断。

3.临床怀疑先天性冠状动脉畸形。

4.评估冠状动脉旁路移植手术（冠脉搭桥）后移植静脉的结构和狭窄程度。

5.冠状动脉内支架再狭窄。

 观察重点

注意运动时胸痛或胸闷症状。

是否有吸烟、高脂血症、高血压、糖尿病等。

肾功能是否有异常，或者要注意肾功能检查结果。

养护重点

　　接受检查前，与医师讨论其必要性，避免不必要的放射线暴露。因冠状动脉造影需注射含碘显影剂，必须注意既往是否有对摄影剂过敏的病史，且显影剂对肾脏有损害，检查前必须检测肾功能，评估风险。

1. 冠状动脉造影对冠状动脉疾病诊断的敏感度高达99%，但其特异性较低，特别是对钙化的冠状动脉。
2. 冠状动脉造影可能会让受试者暴露于极高放射线剂量下，特别是年轻女性尤其要注意。
3. 冠状动脉造影仍无法取代侵入性冠状动脉造影。

肺功能检查
Pulmonary Function Test : PFT

肺功能检查可以提供下列肺部信息：

1.你的肺能够容纳多少空气；

2.空气经由气管进出你的肺的流速；

3.你的肺将吸入的氧气转至血液及将溶于血液中的二氧化氮排出体外的能力。

■ **检查目的：**可用作肺部影像学检查的辅助手段，作为肺疾病的评估，以及手术前肺功能的评估。

1.肺功能检查　常利用肺量计（Spirometer），可提供的资料如下。

＊用力肺活量（FVC）：在全力吸气后，尽力吐出的空气量。

＊用力呼气容量（FEV）：单次呼吸，尽力吐出的空气量。FEV的测量可分为1s吐出量（FEV1）、2s吐出量（FEV2）和3s吐出量（FEV3）。

＊最大中期呼气流速（MMEF）：指用力呼气25%～75%肺活量时的平均流速。

＊峰值呼气流速（PEF）：是指用力肺活量测定过程中，呼气流量最快时的瞬间流速。

＊最大通气量（MVV）：1min进入肺部的最大空气量。

＊肺总容量（TLC）：尽全力能吸入肺部的空气量。

＊功能残气量（FRC）：正常吐气后残留于肺内的空气量。

＊**残气量（RV）**：尽力吐气后残留于肺内的空气量。

＊**补呼气量（ERV）**：呼气后，再用力吐气，直到吐不出气的量。

2.气体扩散功能　患者吸入少量一氧化碳，以测试气体进出肺泡壁扩散入血液的功能。

3.吸入试验　测量气管对吸入物质的反应，可用以诊断气喘或呼吸道过度反应，也可以吸入气管扩张药作为临床药物选择的依据。

4.多次呼吸氮廓清试验　大多用于囊肿纤维化患者肺功能的评估。

！异常情况

◎**肺功能异常可分为阻塞型及限制型**

	阻塞型	限制型
用力肺活量（FVC）	正常或降低	降低
用力呼气容量（FEV1）	降低	正常或降低
FEV1/FVC	降低	正常或增加
最大中期呼气流速（MMEF）	降低	正常或降低
峰值呼气流速（PEF）	降低	正常或降低

	阻塞型	限制型
最大通气量（MVV）	降低	正常或降低
肺总容量（TLC）	正常或增加	降低
功能残气量（FRC）	增加	正常或降低
残气量（RV）	增加	正常、增加或降低
补呼气量（ERV）	正常或降低	正常或降低
RV/TLC	增加	正常或增加

 观察重点

如果有感觉胸闷、长期咳嗽、气喘或活动时气喘或有哮喘音、下肢水肿（肺心病）、职业病史（如矿工）、因二氧化碳潴留或低血压造成的意识不清等症状，都可以做肺功能检查来进一步评估。

➕ **养护重点**

· 注意个人卫生，定期接受流感疫苗及肺炎疫苗注射。
· 要增加肺活量则必须运动，以增加呼吸肌的力量，提高肺的弹性，最好是游泳、慢跑、健美操等有氧运动，也可以经常做一些扩胸、振臂等练习。需注意的是，不管选择哪一种方法，都要持之以恒才能有效。

· 另外，肺部保养很关键，多选择一些生津润肺的食品，如芝麻、银耳、梨、香蕉、苹果、鸭肉及新鲜蔬菜等，一定要戒烟。摄取充足的水分，可稀释痰液。

· 症状严重的患者可能需要连续提供低流量氧气吸入。

动脉血气分析
Arterial Blood Gas Analysis : ABG Analysis

直接从股动脉或桡动脉抽取动脉血，经动脉血气分析机检验后可提供动脉血酸碱度、氧分压、二氧化碳分压、血氧饱和度、碳酸氢盐浓度的相关数据，有助于患者疾病的诊断和治疗计划的拟订。

■ **检查目的：**常用于重症患者整体状态及呼吸衰竭患者的评估。

 观察重点

观察患者意识状态，注意呼吸频率及深度，关注血压、脉搏和尿量，并观察既往服用药物及饮料情况。

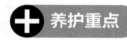 **养护重点**

动脉血气分析主要用于重症患者病情的评估，因此大多数患者都在住院中，照顾患者时应以上述观察重点追踪病情，并随时向医护人员反映。

异常情况

正常参考值	情况	解读	附注
酸碱度 7.35 ～ 7.45	升高	＊碱中毒	
	降低	＊酸中毒	
氧分压 85 ～ 95mmHg	降低	＊低血氧	
二氧化碳分压 35 ～ 45mmHg	升高	＊二氧化碳潴留	＊二氧化碳过高会造成呼吸性酸中毒，如慢性阻塞性肺疾病
	降低	＊过度换气 ＊呼吸频率过快	
血氧饱和度 93% ～ 99%	降低	＊低血氧	
碳酸氢盐 21 ～ 27mmol/L	升高	＊代谢性碱中毒 ＊代偿性重碳酸盐潴留 （由于呼吸性酸中毒）	
	降低	＊代谢性酸中毒	＊休克 ＊心力衰竭 ＊急性或慢性肾衰竭 ＊误食有机酸中毒 ＊糖尿病酮症酸中毒 ＊甲醇中毒

感染疾病检查和其他
(Infectious Disease & Other)

幽门螺杆菌
Helicobacter Pylori

幽门螺杆菌主要是经由食物和饮水而感染，幽门螺杆菌一般都聚集在靠近胃黏膜的地方，已被证实为消化系统溃疡的主要原因，也可能与胃癌的发生相关。

■ **检查目的：** 当发生上腹痛，临床怀疑溃疡时，医师会要求患者进行幽门螺杆菌检验以确立诊断。

针对幽门螺杆菌的检查包括以下几种。

1.幽门螺杆菌抗原检查（粪便）。

2.血中幽门螺杆菌抗体检查。

3.幽门螺杆菌尿素酶检查（经由内镜取得溃疡切片）。

4.溃疡切片病理学检查。

5.尿素呼吸检查　幽门螺杆菌含尿素酶，可将尿酸分解释放出二氧化碳，病人吞服含放射线同位素的尿素胶囊，如果患者感染幽门螺杆菌，细菌会分解尿素。释放出的二氧化碳经血液运送至肺经呼气排出体外，因此测量呼气中具放射活性的二氧化碳，即可确立患者是否罹患幽门螺杆菌感染。

 观察重点

刚开始常有消化不良症状，包括上腹部不适、打嗝、排气、呕吐、腹鸣、腹胀、饥饿痛等急性胃炎的症状。但大多数人在慢慢适应后，反而没有症状。如果有上腹部的胀痛，饥饿时或饭后1～2h开始疼痛，或是半夜疼痛，则可能有十二指肠溃疡，最好及时就医。

➕ **养护重点**

· 必须改善饮食及卫生习惯，改善饮水质量，食物、饮水容器加强清洁。更新筷子、口红、牙刷等经口器皿用具，重视口腔卫生与牙齿保健。

· 饮食方面，不喝生水，避免生食，避免太酸太甜太辣的食物，多食用含有益生菌的食物如酸奶，以抑制幽门螺杆菌的复发；避免香烟及酒精饮料，以免加重溃疡症状。

· 三餐需定时适量，暴饮暴食或三餐过时未进餐均会导致溃疡症状恶化。

· 尿素呼吸检查前4周，避免服用抗生素和铋剂；前2周开始不可以服用质子泵抑制药，以免影响检查。

人类免疫缺陷病毒
Human Immunodeficiency Virus：HIV

HIV会造成人类免疫缺陷综合征（AIDS，艾滋病），患者若未接受抗病毒治疗，免疫系统会逐渐崩解，常死于不寻常的机会性感染和癌症。

 观察重点

既往是否药物成瘾、是否有不正常性接触、是否接受输血或其他血液制品（如血友病患者）、是否遭受过医护人员或其他人的意外针刺、体重是否减轻；急性感染期有些患者会出现流感症状，如发热、头痛、关节痛、咽痛、皮疹、全身淋巴结肿大等。

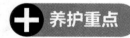 养护重点

HIV患者必须生活作息正常，饮食富有营养，并注意个人卫生。

受HIV感染的妊娠妇女，约有1/4的机会将病毒传染给胎儿，因此妊娠妇女应接受抗病毒治疗以减少垂直感染，同时也不可以喂母乳。

 HIV主要感染的是CD_4^+T细胞，CD_4^+T细胞在免疫系统中负责协同辅助其他免疫细胞，因此当CD_4^+T细胞被破坏减少后，患者免疫力会减弱。

■ **检查目的：**对于HIV的检验可分为检测血中针对病毒所产生的抗体和病毒本身（定量）两项。检验的目的包括：

1.筛查及诊断HIV感染；

2.检测定量血中病毒的量；

3.检测患者免疫系统的状况；

4.评估现有抗病毒药物的疗效及病毒可能的抗药性。

针对HIV的特殊检查包括以下几项。

1.HIV抗体检验　确定是否有感染，感染后3～8周呈现阳性。

2. P 24蛋白质检验　可用于早期诊断HIV感染及筛查血液制品，感染后1～3周呈阳性。

3.HIV病毒定量　可协助决定何时开始抗病毒药物治疗及评估抗病毒药物疗效。

4.CD$_4^+$T细胞计数　可协助了解患者免疫系统的状况（HIV感染会减少血中CD$_4^+$T细胞）、抗病毒药物疗效和监测疾病活性。

5.HIV基因型检验　可了解病毒的抗药性，协助规划抗病毒治疗计划。

人乳头瘤病毒
Human Papilloma Virus : HPV

人乳头瘤病毒包括约100种不同型病毒，绝大多数HPV在感染后并不会造成任何症状，少数在感染后会在阴部造成湿疣，但HPV在临床上的重要性主要在于它可导致子宫颈癌，因此临床上检测HPV基因，以便找出罹患子宫颈癌的高危人群。

■ **检查目的：** HPV基因检测通常与子宫颈涂片/细胞学检查同时执行，目前HPV基因检测可初步将病毒区分为高危型HPV（致癌性高）和低危型HPV，也可进一步做基因鉴定（HPV-16和HPV-18)，临床主要用于辅助子宫颈细胞学诊断。

 异常情况

HPV	基因型
高危人群病毒	＊16、18、31、33、35、45、52和58 ＊其中HPV-16和HPV-18与70%的子宫颈癌有关
低危人群病毒	＊6、11、42、43和44

 观察重点

• 当个体感染人乳头瘤病毒后，在5～10年后约有20%的概率会发生子宫颈上皮病变，而这样的病变到真正变成癌症需要

5～10年，在这段漫长的岁月里大部分并不会有特别的症状。

·唯一比较特殊的是，一些不明原因的阴道出血，有可能发生在月经周期间、性交后、冲洗阴道或者做骨盆检查时，在月经来时也会持续较长时间且出血量较平常多。随着病灶范围扩大，阴道异常分泌物也会增加，阴部皮肤异常增生。如果局部病变进一步侵犯到子宫邻近的正常组织，甚至是侵犯骨盆壁的神经时，则会有下腹部疼痛、坐骨神经痛，以及因输尿管被肿瘤压迫而造成肾盂积液等现象。

所以对于一再发生的异常阴道出血，一定要提高警觉，如果属于高危人群则更需注意，尽可能到医院接受检查。

➕ 养护重点

·性生活时必须做好安全措施，使用避孕套等。固定单一性伴侣，避免太早（18岁以前）的性行为。

·健身、饮食均衡可增加免疫力，胡萝卜素、维生素A、维生素C、维生素E、叶酸等营养素要充足，并保持个人卫生。

·最佳的预防方法就是定期进行子宫颈涂片检查，只要能早期发现，0期子宫颈癌的治愈率几乎可以达到100％。湿疣通常是由性接触感染，故应要求性伴侣一起接受检查。

耐甲氧西林金黄色葡萄球菌

Methicillin-Resistant *Staphylococcus Aureus*：MRSA

金黄色葡萄球菌普遍存在于皮肤和鼻腔，自1960年首次发现对抗生素（甲氧西林、苯唑西林）具有耐药性的金黄色葡萄球菌后，MRSA已成为医院内感染控制的难题，MRSA在医院可造成许多致命性的感染，因此检测MRSA对于医院的重要性也更为显著。

■ **检查目的：**确立感染的病原体及其对抗生素的敏感性，供临床医师选择抗生素，筛查医护人员和患者家属，找出潜在的MRSA的宿主。

针对耐甲氧西林金黄色葡萄球菌的检查包括以下两项。

1.金黄色葡萄球菌培养　通常需要1～2天。

2.快速筛查　MRSA的抗药性主要来自于其所携带的抗药基因——MRSA基因，利用分子生物学的技术可以在1h确立细菌是否为MRSA基因阳性。

 观察重点

金黄色葡萄球菌一般都是植菌在鼻前孔，可能会引起呼吸道、伤口、静脉导管及尿道的皮肤及软组织感染，导致脓疮、红肿、发热及流脓，也会产生全身倦怠感。MRSA感染通常都是没有症状的，而且可以维持长达数周至数年。感染病人若免疫系统受损，相比起有症状的继发感染病人，会有更大的危险。

✚ 养护重点

• 除了注射药物治疗外，由于耐甲氧西林金黄色葡萄球菌主要通过直接传播感染，所以身体接触、皮肤有伤口、拥挤环境及个人卫生欠佳，都有可能造成感染。患者的双手如果接触过伤口及分泌物，也有可能将病菌带到身体其他部分。健康人士亦可能成为带菌者。因此，一定要注意个人生活作息，充分休息及营养均衡，养成勤洗手的习惯。

• 筛查患者家属及医护人员，以避免治疗期间再次感染。

结核分枝杆菌
Mycobacterium Tuberculosis

结核分枝杆菌可经由空气传播而感染，感染后结核分枝杆菌可侵犯多种器官，但以肺为主。

■ **检查目的：** 结核分枝杆菌检查包括多种检验，主要针对患者的体液（痰液或胸腔积液）或组织切片等，以确立结核病的诊断。

针对结核分枝杆菌的检查包括以下几项。

1.结核菌素皮肤试验　针对曾接触结核病患者潜在可能感染者，若为阳性，则进一步检查其临床症状和进行胸部X线透视。

2.QuantiFERON – TB Gold　较新的检验方法，可作为上述皮肤试验的替代检查，或是用于追踪皮肤试验结果为阳性的患者，不受过往曾接受卡介苗接种的影响。

3.耐酸染色　特殊的染色法，用于发现体液或切片组织中的结核分枝杆菌。

4.结核杆菌培养　较为耗时，通常需要6～8周。

5.分子生物学核糖核酸检验　针对结核分枝杆菌的基因检测，可与耐酸染色法同时执行。

 观察重点

早期的肺结核患者常无自觉症状，也不具传染性，当出现症状时，可能已是中度或重度肺结核。

平常如果咳嗽吐痰，痰中含血丝，人也觉得疲倦、食欲缺乏、体重减轻、午后潮热、夜间盗汗、胸痛、咯血，症状持续2～3周就必须注意，应及时就医。

另外，也要观察是否有背痛（脊椎结核病）、气喘（结核性心包膜炎合并积液或肺结核合并胸腔积液）等情况。

➕ 养护重点

· 人体虚弱时结核容易发病。为避免感染肺结核，宜适度运动，睡眠充足，维持生活作息规律，尽量不要常出入密闭不透气的公共场所，营养要充足，以抵抗结核分枝杆菌感染。

· 已罹病者更需要充分休息，不可过度操劳。

· 出国前先查询前往国家是否为结核病流行地区，做好必要措施（戴口罩等）。

流行性感冒病毒检验
Influenza Virus Test

　　流行性感冒（流感）是由病毒所引起的呼吸道感染，盛行于冬季到初春，主要侵犯老年人、儿童、免疫异常患者或慢性呼吸道疾病患者，严重时会造成呼吸衰竭或合并细菌性肺炎而导致死亡。

■ **检查目的：**流行性感冒在感染早期，呼吸道分泌物中含脱落的病毒，因此可经抽取鼻腔分泌物或鼻腔拭子采检等方法得到标本供进一步检测，如果确立感染流感，再进一步确认型别（A型或B型）。在初期48h，给予抗病毒药物，可减轻临床症状和缩短病程。

　　针对流感的检查包括如下几项。

　　1.快速流感抗原检验　迅速方便，但可能会漏诊30%的流感患者（假阴性）或出现误诊（假阳性）。

　　2.免疫荧光抗体检验　较为精确，但是必须将标本送往特定的实验室。

　　3.病毒培养　耗时数日才有结果，但可进一步确认流感病毒的型别和株别（Strain），以了解是否有大型小区流行。

 观察重点

　　新型流感除了有一般季节性流感症状，如发热、头痛、寒战、咳嗽、流鼻涕、肌肉酸痛、关节痛、极度疲倦、食欲缺乏外，也容易出现眼睛红、腹泻等症状。应特别注意是否有并发症状。再者，必须注意的是，成人与儿童感染后的症状虽然大同小异，但要注意儿童会发生恶心、呕吐、腹痛、腹泻等胃肠道症状，严重时甚至出现持续高热不退、痉挛的现象，造成猝死意外。

现在许多新型流感由于是新病毒，年轻人也没有抵抗力，一旦出现明显的发热、咳嗽、肌肉痛、疲劳等类流感症状，80%～90%的人是感染新型流感病毒。一旦感冒，就应尽快就医治疗。

➕ 养护重点

· 生活作息正常，睡眠充足，营养充分，摄取大量水分。

· 接种流感疫苗，防患于未然。出入公共场所时戴口罩，并且勤洗手。注意保持居住或工作场所的通风。

269

甲型肝炎
Hepatitis A

　　甲型肝炎又称"传染性肝炎"，由甲型肝炎病毒所引起，主要由食用受污染的食物或水而感染。

■ **检查目的：**当甲型肝炎病毒侵入人体时，体内免疫系统会产生抗体，因此检测血中抗体即可确立诊断。

! 异常情况

甲型肝炎病毒抗体	临床意义
IgM	*感染后7～14天出现于血液中，持续约2周，为感染急性期
IgG	*恢复期

 观察重点

　　大部分的甲型肝炎患者没有任何症状。如有症状也像患流行性感冒似的，很轻微。

　　少数严重的患者会出现下列情况：全身疲倦、恶心、呕吐、腹部肝区疼痛、褐色或深色尿液、浅色粪便、发热及黄疸。

➕ 养护重点

　　基本上急性甲型肝炎患者能自然痊愈，只要一般支持性疗法即可，并无特殊治疗。急性期患者注意补充营养，多休息，不可过度操劳，避免酒精类饮料或不必要的药物。

　　在预防甲型肝炎方面，需要做到以下几点。

　　1.注意饮食卫生，饮水一定要先煮沸，切勿生饮、生食。

　　2.保持良好的个人卫生习惯，经常正确洗手。

　　3.注意环境卫生，尤其是卫生间、厨房的卫生。

　　另外，也可以注射疫苗。

补充　与乙型肝炎相比，甲型肝炎患者通常不会变成慢性肝炎病毒携带者，造成永久性肝损伤。急性甲型肝炎患者在急性期死亡率低，但如年龄大于50岁，死亡率骤升至一般人群的 4 倍以上，特别是在乙型肝炎或丙型肝炎病毒携带者，因此在未曾接触A型肝炎、无抗体保护者，应接受乙型肝炎疫苗注射。

丙型肝炎
Hepatitis C

丙型肝炎是由丙型肝炎病毒所引起，在感染病毒后，患者通常临床上无症状，但会发展为慢性肝炎，最后会引发肝硬化和肝癌。

■ **检查目的：**临床可检测血中丙型肝炎病毒抗体，以确立患者是否曾感染丙型肝炎病毒。

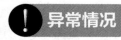 异常情况

正常参考值：阴性

丙型肝炎病毒抗体（Anti-HCV）阳性表示曾感染丙型肝炎病毒。

除Anti-HCV外，还有下列检查可提供更多临床讯息。

1. 丙型肝炎免疫斑点（RIBA）分析　阳性表示确实曾接触丙型肝炎病毒；阴性表示未接触丙型肝炎病毒。

2. 分子生物学丙型肝炎病毒核糖核酸（RNA）检验　直接测定血中是否含有丙型肝炎病毒。

3. 丙型肝炎病毒基因型检验。

 观察重点

急性丙型肝炎患者和大多数慢性丙型肝炎患者可以没有任何症状，过正常生活。不过，有些人会经历轻微类似流行感冒的症状，

如恶心、倦怠、发热、头痛、食欲缺乏、腹痛和肌肉或关节酸痛等，也有人会出现比较严重的类流行感冒症状及黄疸和暗茶色尿。经过一段时间后（通常是几年甚至数十年），慢性丙型肝炎患者可能会出现与肝脏损伤有关的各种症状。丙型肝炎可以用干扰素来治疗，因此在确立慢性丙型肝炎的诊断后，可与医师讨论未来治疗计划。是否曾感染甲型肝炎病毒和乙型肝炎病毒也是观察重点。

✚ 养护重点

由于目前尚无丙肝疫苗，其预防之道唯有减少血液接触的机会，因此应尽量避免不必要的治疗行为，如打针、输液或针灸等侵入性治疗。如一定要进行时，则务必要求医护人员注意卫生、戴手套、消毒器具，以降低被传染丙肝的机会。急性期患者注意营养补充，多休息，不可过度操劳。由于肝脏要处理和分解每一样食物，因此健康而营养均衡的饮食至关紧要。饮食方面，多注意以下几点。

＊尽量减少食用罐头、冷冻和其他腌制的食品。食用有机蔬果（避免摄入残留的化学杀虫剂和肥料），并避免脂肪、盐分或糖分含量高的食物。

＊建议少喝咖啡、茶和汽水，以减少咖啡因的摄取量。

＊有些丙型肝炎患者无法耐受乳制品，可考虑食用豆浆或米奶等非乳制替代品。

＊避免服用高剂量的维生素 A 和维生素 D；过量摄入维生素 A 会使肝脏中毒。如果需要补充额外的维生素和矿物质，选择不含铁且低剂量的补充品，避免酒精类饮料或不必要的药物。

乙型肝炎
Hepatitis B

乙型肝炎又称"血清型肝炎"，由乙型肝炎病毒所引起，急性期时少数患者会发生急性重型肝炎，在急性期后，约10%的患者会成为病毒携带者，部分在后期会发生肝硬化或肝癌。

■ **检查目的：** 当乙型肝炎病毒侵入人体时，人体免疫系统会针对病毒的不同部分产生不同的抗体，因此测定血中乙型肝炎不同的抗体，可协助临床诊断，拟订治疗追踪计划。

 ## 观察重点

70%的肝炎患者没有症状，由于肝脏本身没有神经，所以就算肝炎发作，也不容易出现疼痛感；加上肝脏细胞有再生的能力，所以被破坏的肝脏细胞会很快被新生的细胞递补。其实，只要有1/4的正常肝脏，就可以维持一般机体的生理运作，不会出现症状。

当感染急性乙型肝炎或慢性乙型肝炎急性发作时，可能就会有以下症状：疲倦、上腹部不适或腹胀、食欲缺乏，甚至出现恶心、呕吐、黄疸、茶色尿（因为过多胆红素随尿液排出）、腹水等，但这些症状并非只有肝炎发作时才会出现，其他疾病也可能会有相同症状，必须多加注意。

异常情况

乙型肝炎 血清学检查	呈现	临床意义
乙型肝炎病毒 表面抗体 （Anti-HBs）	阳性	＊过往曾感染乙型肝炎病毒，目前体内无病毒，已对乙型肝炎病毒产生免疫 ＊乙型肝炎疫苗成功诱发 Anti-HBs 的产生
	阴性	＊从未感染乙型肝炎病毒 ＊曾经感染但未产生 Anti-HBs 成为慢性乙型肝炎病毒携带者 ＊对乙型肝炎疫苗无反应
乙型肝炎病毒 表面抗原 （HBsAg）	阳性	＊乙型肝炎急性期 ＊慢性乙型肝炎病毒携带者
	阴性	＊若 Anti-HBs 阳性，则为曾感染者，但已产生 Anti-HBs，可保护人体不致受到感染 ＊未接触病毒者可考虑接种乙型肝炎疫苗
乙型肝炎病毒 核心抗体 （Anti-HBc）	阳性	＊曾接触乙型肝炎病毒（急性期或恢复期） ＊Anti-HBc IgM 上升代表急性期
	阴性	＊未接触乙型肝炎病毒
乙型肝炎 病毒 e 抗原 （HBeAg）	阳性	＊慢性乙型肝炎病毒携带者，且其传染性较强
乙型肝炎 病毒 e 抗体 （Anti-HBeAg）	阳性	＊曾接触乙型肝炎病毒

　　注：1.慢性乙型肝炎病毒携带者，乙型肝炎病毒潜藏于肝脏中，因此血中病毒量很低，血清学检查可能显示HBsAg阴性，早期感染乙型肝炎病毒并产生Anti-HBs的人可能因为长期未接触病毒，血中Anti-HBs浓度极低，因此检验时会与上述携带者同样呈现HBsAg阴性和Anti-HBs阴性，可以做病毒DNA定量试验，以厘清诊断。

　　2.Anti-HBc无法保护人体不受乙型肝炎病毒侵袭和伤害，其阳性仅代表曾接触乙型肝炎病毒。

　　3.HBeAg血中浓度也可用于评估抗乙型肝炎病毒药物疗效。

➕ 养护重点

· 健康携带者肝功能正常则无须治疗，只需预防肝癌。

· 慢性肝炎患者可考虑注射干扰素治疗，但干扰素治疗不良反应多，必须1～2周抽血1次，并以肿瘤标志物（AFP）和腹部超声检查长期追踪，最好在区域医院以上之胃肠肝胆专科医师指导下进行。另可口服利胆保肝药物。在定期追踪发现早期肝癌时，则可手术，或局部注射酒精，或血管栓塞治疗，此亦需至大医院评估。

· 急性期患者注意补充营养，多休息，不可过度操劳。其他日常保养方式包括如下几点。

1.避免酒精类饮料或不必要的药物。因为酒精对肝脏有直接毒性，可能加速肝炎、肝硬化及肝癌的发生。民间广告的治肝药物秘方等多夸大不实，滥服药除浪费金钱外，也增加肝脏的负担。

2.注意个人卫生，勤洗手。

3.避免非必要输血。

4.其他饮食及运动，则无限制。

骨密度
Bone Mineral Density：BMD

骨密度检验主要利用特殊X线或计算机体层摄影（CT），测量骨中矿物质（如钙）的密度，以评估骨骼的强度。

■ **检查目的：**骨密度检查主要用于以下情况。

1.高骨质疏松风险的停经后妇女（>60岁）。

2.所有超过65岁的妇女。

3.高骨质疏松风险的男性（>70岁）。

4.罹患甲状旁腺功能亢进症者。

5.长期服用类固醇药物者。

6.追踪骨质疏松治疗效果。

目前临床常使用的检查方式可分为以下几种。

1.双能量X线吸收仪（DEXA） 测量骨密度最准确的方法，主要评估股骨和脊椎的骨密度。

2.周边骨骼DEXA 主要用于评估手臂及小腿骨骼的骨密度，机器较小，可于诊室内使用，但不如上述DEXA有用。骨质疏松造成脊椎或股骨骨折是造成老年人行动不便甚至卧床的主要原因，因此DEXA的结果相对临床价值较高。

3.双光子吸收测定仪（DPA） 利用放射线同位素测量骨密度，但较为耗时。

4.定量计算机体层摄影　由于放射线暴露剂量高，准确度较低，且较为昂贵，临床较少使用。

5.超声　利用超声测量足跟骨骼骨质密度，无法用于股骨和脊椎骨密度的测量和追踪，有异常时仍需使用DEXA进一步评估。

6.T Score　以30岁健康者的平均骨密度为标准平均值，利用统计标准偏差的方法可得到 T Score，正值代表骨密度高于标准平均值，负值代表骨密度较低。

	T Score
正常	> -1
骨质缺乏	$-2.5 \sim -1$
骨质疏松	< -2.5

7. Z［zi］score　原理与 T Score 相同，但比较对象是同年龄同一性别的族群。

！异常情况

骨密度低于标准平均值的原因除年龄外，还有药物（如类固醇）、癌症、肾上腺功能亢进症、甲状腺功能亢进症、甲状旁腺功能亢进症、脊椎疾病（如强直性脊柱炎）、早发性骨质疏松、维生素D缺乏等原因。

观察重点

骨质疏松症患者，在早期并无明显的症状，直到骨折方知患此症。患者通常会有下列症状。

1.疼痛　全身骨痛、无力等，最常见于骨盆、下背部区域。

2.骨折　并非所有患者都有疼痛现象，有些往往到了骨折才知道，患者可能轻碰一下或摔跤就会骨折。

3.驼背　脊椎压迫性骨折后，身高变矮和驼背。

4.脊椎侧弯、关节变形。

妇女到达停经年龄时就要检查骨密度，也要注意是否有其他疾病或药物加速骨质流失，如两侧卵巢切除导致提早停经；以及相关疾病如甲状腺或甲状旁腺疾病、肾上腺疾病或使用类固醇制剂。

➕ 养护重点

· 骨质疏松症患者行动要小心，穿着便利舒服的鞋子，避免跌倒。

· 日常生活中，确实履行下列事项。

1.每天宜适度晒太阳，可以帮助体内合成维生素D，增加钙质吸收。

2.适度运动可强化骨骼，但运动过度会造成关节和肌腱损伤。

3.慎选运动场地，以免造成足部受伤和滑倒，而且最好有同伴一起运动，彼此互相照顾。

4.搬动重物或拿高处重物时，应遵照准则，使用稳固的梯子，以免造成腰部受伤或骨折。

5.许多跌倒事故常发生于浴室，因此浴室防滑及扶手为必要的措施。

6.酒精类饮料会造成股骨头坏死，应适度节制。

7.定期做骨质疏松检查（DEXA）。